前　言

　　《中医外科常见病诊疗指南》（以下简称《指南》），包括颜面疗、手足疗、痈、有头疽、丹毒、走黄、内陷、瘰疬、褥疮、窦道、乳痈、粉刺性乳痈、乳癖、乳疬、乳核、乳衄、气瘿、肉瘿、瘿痈、尿石症、胆石症、肠梗阻、冻疮、烧伤、毒蛇咬伤、肠痈等 26 个部分。

　　本《指南》由中华中医药学会提出并发布。

　　本《指南》由中华中医药学会外科分会归口。

　　本《指南》起草单位：北京中医药大学东直门医院、北京中医药大学第三附属医院、北京中医药大学东方医院、卫生部中日友好医院、广西中医药大学、辽宁中医药大学附属医院、天津中医药大学第一附属医院、天津市南开医院、福建中医药大学附属人民医院、上海中医药大学附属曙光医院、上海中医药大学附属龙华医院、山东中医药大学附属医院、黑龙江中医药大学附属第一医院、江苏省中医院、湖北中医药大学附属医院、南京中医药大学、云南省中医院、河北医科大学、江西中医学院附属医院、广东省中医院。

　　本《指南》主要起草人：李曰庆、裴晓华、王军、成秀梅、唐乾利。

　　本《指南》起草人（按疾病顺序排列）：唐乾利（颜面疗、手足疗）、吕延伟（痈）、杨博华（有头疽）、王军（丹毒）、孙朗清（走黄、内陷）、薛慈民（瘰疬）、杨素清（褥疮）、阙华发（窦道）、宋爱莉（乳痈）、陈红风（粉刺性乳痈）、裴晓华（乳癖）、刘胜（乳疬）、卞卫和（乳核）、刘多（乳衄）、夏仲元（气瘿）、（肉瘿）、许芝银、孟达理（瘿痈）、张春和（尿石症）、周永坤（胆石症）、崔乃强（肠梗阻）、成秀梅（冻疮）、张燕生（烧伤）、喻文球（毒蛇咬伤）、陈志强（肠痈）。

　　专家指导小组成员：李曰庆、王沛。

引　言

　　《中医外科常见病诊疗指南》（以下简称《指南》）的编写目的在于规范中医外科常见病的临床诊断、治疗，为临床医师提供中医标准化处理策略与方法，进一步提高中医外科的临床疗效和科研水平。本《指南》符合医疗法规和法律要求，具有指导性、普遍性和可参照性，可作为临床实践、诊疗规范和质量评定的重要参考依据。

　　本《指南》是国家中医药管理局政策法规与监督司立项的标准化项目之一，于 2009 年 6 月正式立项。同年 12 月，中华中医药学会外科分会在广州成立《指南》编写委员会，并对编写体例、内容、时间安排，以及在编写过程中可能出现的问题进行了讨论，同时对编写内容进行了分工并提出具体要求。本《指南》由中华中医药学会外科分会部分常委以上人员编写。在每一个疾病的编写过程中，均运用德尔菲法广泛收集相关学科专家意见，经统计分析、集体讨论后确定。2010 年 4 月，本《指南》样稿的编写工作完成，并在中华中医药学会外科分会委员会换届大会召开期间提交编写委员会专家讨论修订。同年 8 月下旬，中华中医药学会外科分会在广州召开《指南》统稿会议，再次对《指南》进行了认真修改，形成送审稿。2011 年 7 月 26 日在北京通过了全国中医标准化技术委员会的终审。此后，根据终审意见，经过反复认真修改，于 2012 年 6 月形成定稿。

颜 面 疔

1 范围

本《指南》规定了颜面疔的诊断、辨证、治疗。

本《指南》适用于颜面疔的诊断和治疗。

2 术语和定义

下列术语和定义适用于本《指南》。

颜面疔 facial deep – rooted boil

颜面疔是指发生于颜面部的急性化脓性疾病。相当于西医的"颜面部疖"、"颜面部痈"。

3 诊断

3.1 诊断要点

3.1.1 临床表现

多发于唇、鼻、眉、颧等处；局部开始为一个脓头，肿块坚硬根深，如钉丁之状，或麻或痒；继之红肿高突，焮热疼痛；可有恶寒发热，头痛等症状；如有神昏谵语、皮肤瘀点时，应考虑"疔疮走黄"；颈颌部多有臖核肿大疼痛。

3.1.2 实验室检查

血白细胞总数及中性粒细胞可增高，症状严重者应做创面分泌物和/或血细菌培养，并加药敏试验。

3.2 鉴别诊断

3.2.1 疖

虽好发于颜面部，但病位表浅，红肿范围不超过 3cm，无明显根脚，易脓、易溃、易敛，一般无全身症状。

3.2.2 有头疽

初起即有一粟米样疮头，但逐渐形成多头；溃后如蜂窝状，红肿范围常超过 9cm。多发于项背部，全身症状明显，发展缓慢，病程较长。

3.2.3 粉刺

多发于青春期男女，皮疹为散在的红色丘疹，可见黑头粉刺，鼻部常不受侵犯。病程缠绵，此起彼伏，青春期后可逐渐痊愈。

4 辨证

4.1 热毒凝结证

红肿高突，根脚收束，发热头痛，舌质红，舌苔黄，脉数。

4.2 火毒炽盛证

疮形平塌，肿势散漫，皮色紫暗，焮热疼痛；伴有高热，头痛，烦渴，呕恶，溲赤，便秘；舌质红，舌苔黄腻，脉洪数。

5 治疗

5.1 治疗原则

中医治疗原则：以清热解毒为主，脓成后宜及早切开排脓。

西医治疗原则：抗感染，对症支持治疗。如化脓则切开排脓，通畅引流。

5.2 分证论治

5.2.1 热毒凝结证

治法：清热解毒，消肿止痛。

主方：五味消毒饮（《医宗金鉴》）合黄连解毒汤（《外台秘要》）加减。

常用药：金银花、野菊花、紫花地丁、天葵子、蒲公英、黄连、黄芩、黄柏、栀子等。

5.2.2 火毒炽盛证

治法：凉血清热，解毒消肿。

主方：犀角地黄汤（《千金要方》）合黄连解毒汤（《外台秘要》）合五味消毒饮（《医宗金鉴》）加减。

常用药：水牛角、地黄、牡丹皮、赤芍、金银花、野菊花、紫花地丁、天葵子、蒲公英、黄连、黄芩、黄柏、栀子等。

5.3 外治法

初期：宜箍毒消肿，用金黄散、玉露散以金银花露或水调成糊状围敷，或千捶膏贴，或六神丸、紫金锭研碎醋调外敷。

脓成：宜提脓祛腐，用九一丹、八二丹撒于疮顶部，再用玉露膏或千捶膏敷贴。若脓出不畅，用药线引流；若脓已成熟，中央已软有波动感时，可切开排脓。

溃后：宜生肌收口，疮口掺九一丹，外敷金黄膏；脓尽改用生肌散、太乙膏或红油膏盖贴。

5.4 针灸疗法

体针：常用穴位为身柱、灵台、合谷、委中、曲池、大椎、曲泽等，以点刺出血为主，各腧穴均可用三棱针点刺出血3～5滴；也可加用拔罐，使出血量增多。

挑治：取背部肩胛间区丘疹样阳性反应点3～5个，用三棱针刺破表皮，挑断白色纤维，使出血3～4滴。

耳针：取神门、肾上腺、疔疮相应部位。每次选穴2～4个，毫针中强度刺激；也可用王不留行籽贴压。

手 足 疔

1 范围

本《指南》规定了手足疔的诊断、辨证、治疗。

本《指南》适用于手足疔的诊断和治疗。

2 术语和定义

下列术语和定义适用于本《指南》。

手足疔 deep－rooted boil of hand and foot

手足疔是发生在手足部的急性化脓性疾病。临床比较常见的有蛇眼疔、蛇头疔、蛇腹疔、托盘疔、足底疔等，分别相当于西医的"甲沟炎"、"化脓性指头炎"、"化脓性腱鞘炎"、"掌中间隙感染"、"足底皮下脓肿"等。

3 诊断

3.1 诊断要点

3.1.1 临床表现

3.1.1.1 蛇眼疔

初起时多局限于手指甲一侧边缘，有轻微的红肿热痛，一般 2～3 天即化脓；若脓液侵入指甲下，则在指甲背面现黄色或灰白色的脓液积聚阴影，甲床溃空或有胬肉突出，甚或指甲脱落。本病手足部常有创伤史。

3.1.1.2 蛇头疔

生于指头，初起或痒或麻，灼热疼痛，化脓时肿大如蛇头，红热显著，疼痛剧烈，伴有恶寒发热。若不及时切开，溃后则脓液不断，肿痛不消，多是烂筋损骨的征象。

3.1.1.3 蛇腹疔

生于指腹，患指红肿，不能屈伸，疼痛逐渐加重，伴有畏寒发热，化脓时胀痛剧烈。溃后脓出，症状逐渐减轻。如损伤筋骨，则愈合缓慢，并影响手指功能。

3.1.1.4 托盘疔

生于手掌，成脓时掌部凹陷消失，手背肿胀反而明显，肿胀可波及前臂，伴有恶寒发热。因患处皮肤韧厚，故虽已化脓，也不易向外穿透，亦可损伤筋骨。

3.1.1.5 足底疔

初期足部疼痛，不能着地，按之坚硬。3～5 天后有啄痛，修去增厚的皮肤后可见到白色脓点。重者肿势蔓延至足背，痛连小腿，不能行走；伴有恶寒发热，头痛，纳呆，舌苔黄腻，脉滑数。溃后流出黄稠脓液，肿消痛止，全身症状也随之消失。

3.1.2 辅助检查

3.1.2.1 实验室检查

血白细胞总数及中性粒细胞多增高。

3.1.2.2 影像学检查

溃后不愈合者，行 X 线摄片检查以确定有无损骨。

3.2 鉴别诊断

类丹毒：发病前多有猪骨、鱼虾刺等刺伤皮肤或破损皮肤接触猪肉、鱼虾史。红肿不如疔疮明显，常表现为游走性的红紫色斑片，临床较少化脓。

4 辨证

4.1 火毒凝结证

局部红肿疼痛，全身可见畏寒发热，舌质红，舌苔黄，脉数。

4.2 热胜肉腐证

红肿明显，疼痛剧烈，肉腐为脓，溃后脓出，肿痛消退；如溃后肿痛不退，脓液不断，可能是筋骨腐蚀；舌质红，舌苔黄，脉数。

4.3 湿热下注证

足底部红肿热痛；伴恶寒，发热，头痛，纳呆；舌质红，舌苔黄腻，脉滑数。

5 治疗

5.1 治疗原则

中医治疗原则：以清热解毒为主，脓成后宜及早切开排脓。

西医治疗原则：抗感染，对症支持治疗。如化脓则切开排脓，通畅引流。

5.2 分证论治

5.2.1 火毒凝结证

治法：清热解毒，消肿止痛。

主方：五味消毒饮（《医宗金鉴》）、黄连解毒汤（《外台秘要》）加减。

常用药：金银花、野菊花、紫花地丁、天葵子、蒲公英、黄连、黄芩、黄柏、栀子等。

5.2.2 热胜肉腐证

治法：清热泻火，解毒透脓。

主方：五味消毒饮（《医宗金鉴》）、黄连解毒汤（《外台秘要》）加减。

常用药：金银花、野菊花、紫花地丁、天葵子、蒲公英、黄连、黄芩、黄柏、栀子、皂角刺、穿山甲等。

5.2.3 湿热下注证

治法：清热解毒利湿。

主方：五神汤（《外科真诠》）合萆薢渗湿汤（《疡科心得集》）加减。

常用药：茯苓、金银花、牛膝、车前子、紫花地丁、萆薢、薏苡仁、黄柏、牡丹皮、泽泻、滑石、通草等。

5.3 外治法

初期：金黄散或玉露散膏外敷。蛇眼疔可用10%黄柏溶液湿敷。

溃脓期：脓成应及早切开排脓，一般应尽可能循经直开。蛇眼疔宜沿甲旁0.2cm挑开引流。蛇头疔宜在指掌面一侧作纵行切口，务必引流通畅，必要时可对口引流，不可在指掌面正中切开；蛇腹疔宜在手指侧面作纵行切口，切口长度不得超过指关节面。托盘疔应依掌横纹切开，切口应足够大，保持引流通畅；手掌处显有白点者，应先剪去增厚的皮肤，再挑破脓头。注意不要因手背肿胀较手掌为甚即误认为脓腔在手背部而妄行切开。甲下溃空者需拔甲，拔甲后敷以红油膏纱布包扎。

收口期：脓尽用生肌散、白玉膏外敷。若胬肉高突者，应在修剪胬肉后，用平胬丹或枯矾粉外敷；若已损骨，久不收口者，可用2%～10%黄柏溶液浸泡患指，每日1～2次，每次10～20分钟；有死骨存在者，可用七三丹提脓祛腐，待死骨松动时用血管钳或镊子将其钳出；筋脉受损导致手指屈伸障碍者，可待伤口愈合后，再用桂枝、桑枝、红花、丝瓜络、伸筋草等煎汤熏洗，并加强患指屈伸功能的锻炼。

5.4 其他疗法

参见颜面疔（ZYYXH/T177－2012）。

痈

1 范围

本《指南》规定了痈的诊断、辨证、治疗。

本《指南》适用于痈的诊断和治疗。

2 术语和定义

下列术语和定义适用于本《指南》。

痈 abscess

痈是指发生于体表皮肉之间的急性化脓性疾病。其特点是局部光软无头，红肿疼痛（少数初起皮色不变），结块范围多在 6～9cm，发病迅速，易肿、易脓、易溃、易敛。相当于西医的"急性化脓性淋巴结炎"、"浅表脓肿"等。

3 诊断

3.1 诊断要点

3.1.1 临床表现

急性化脓性淋巴结炎多见于颈部、腋部、腹股沟，亦可见于肘内侧、腘窝部。患部淋巴走行远心端常有感染性病灶，或局部有外伤、血肿、异物等病史。浅表脓肿可发生于体表的任何部位。

初期：患处皮肉之间突然肿胀疼痛，迅速结块，结块范围 6～9cm，光软无头，皮色焮红。少数病例初起皮色不变，到酿脓时才转为色红灼热。轻者无全身症状；重者可伴恶寒发热，头痛，泛恶，口渴，舌质红，舌苔黄腻，脉弦滑或洪数。

成脓期：成脓一般在病起后 7 天左右，即使体质较差，气血虚弱不易托毒外出者，亦不超过 2 周。局部肿势逐渐高突，疼痛加剧，痛如鸡啄，体温逐渐升高者为酿脓；若皮薄光亮，按之中软有波动感者，为脓已成熟，多伴有发热持续不退等全身症状。

溃后期：脓出多稠厚，色黄白。若为外伤血肿化脓，则可夹杂赤紫色血块，脓出后，局部肿痛逐渐减轻，色红灼热逐渐消退，体温渐至正常；若溃后肿痛不减，身热不退，多为引流不畅，脓尽后收口较快。若疮口过小或位置过高，可致脓出不畅，影响愈合；若气血虚者，则脓水稀薄，疮面新肉难生，不易收口。

3.1.2 辅助检查

3.1.2.1 实验室检查

血常规：白细胞总数升高，中性粒细胞比例升高。

细菌学检查：多数为金黄色葡萄球菌。

3.1.2.2 超声检查

早期可见淋巴结增大，形态规则，呈两端稍尖的长圆形。化脓时，多显示在无回声中有小的低回声团块。

3.2 鉴别诊断

3.2.1 脂瘤染毒

患处平时已有结块，与表皮粘连，但基底部推之可动，其中心皮肤常可见粗大黑色毛孔，挤出粉刺样物，且有臭味。染毒后，红肿较局限，化脓在 10 天左右，脓出夹有粉渣样物，愈合较为缓慢，全身症状较轻。

3.2.2 有头疽

多发于项背部肌肉丰厚处。初起有一粟米样脓头，继而肿势逐渐扩大，形成多个脓头，红肿范围往往超过 9～12cm，溃后如蜂窝状。全身症状明显，病程较长。

3.2.3 发

在皮肤疏松部位突然红肿蔓延成片，灼热疼痛；红肿中心明显，四周较淡，边界不清，范围较痈大；3～5天后，皮肤湿烂，随即腐溃、色黑，或中软而不溃。伴有明显全身症状。

3.2.4 臀核

多由头面、口腔等部位的皮肤黏膜破损引起，但颈部结块较小，推之活动，有压痛，很少化脓，一般无全身症状。

4 辨证

4.1 初期

4.1.1 火毒凝结证（一般痈）

局部突然肿胀，光软无头，迅速结块，皮肤焮红，灼热疼痛；日后逐渐扩大，高肿发硬；重者可伴有恶寒发热，头疼，泛恶，口渴。舌质红，舌苔黄腻，脉弦滑或洪数。

4.1.2 风热痰毒证（颈痈）

多继发于乳蛾、口疳、龋齿或头面疮疖之后，颈旁结块，形如鸡卵，灼热疼痛。初起色白濡肿，逐渐皮色转红；恶寒发热，头痛项强，咽痛口干，溲赤便秘。舌质红，舌苔薄腻，脉滑数。

4.1.3 肝郁痰火证（腋痈）

多继发于手部疔疮之后，肿块发于腋下。腋部暴肿，皮色不变或微红，灼热疼痛，胸胁牵痛；全身发热，头痛，口苦咽干。舌质红，舌苔黄，脉弦数。

4.1.4 湿热蕴阻证（委中毒或胯腹痈）

发病前多有患侧足、腿部皮肤破伤染毒史。肿块发生在腹股沟或腘窝部，木硬肿胀，焮热疼痛，患肢拘急，屈曲难伸；恶寒发热，口苦且干，纳呆。舌质红，舌苔黄腻，脉滑数。

4.2 成脓期（热盛酿脓证）

患部肿势高突，疼痛剧烈，焮红灼热，为酿脓。若皮肤红肿发亮，痛如鸡啄，肿块变软有应指感时，为脓已成。若溃后肿硬不消，红热不退，按之痛甚，脓腐较多者，为热毒壅滞不去；常伴有高热，口干；舌质红，舌苔黄，脉滑数。

4.3 溃后期（气血两虚证）

脓水稀薄，疮面新肉不生，色淡红不鲜或暗红，愈合缓慢；伴面色无华，神疲乏力，纳少。舌淡胖，舌苔少，脉沉细无力。

5 治疗

5.1 治疗原则

中医治疗原则：以清热解毒、和营消肿为主，并结合发病部位辨证用药。

西医治疗原则：抗炎对症治疗。成脓时，需手术切开引流。

5.2 分证论治

5.2.1 初期

5.2.1.1 火毒凝结证（一般痈）

治法：清热解毒，行瘀活血。

主方：仙方活命饮（《医宗金鉴》）加减。

常用药：穿山甲、皂角刺、当归、甘草、金银花、赤芍、乳香、没药、天花粉、陈皮、防风、浙贝母、白芷、牛蒡子、野菊花、龙胆、黄芩、栀子、苍术、黄柏、牛膝等。

5.2.1.2 风热痰毒证（颈痈）

治法：散风清热，化痰消肿。

主方：牛蒡解肌汤（《疡科心得集》）或银翘散（《温病条辨》）加减。

常用药：牛蒡子、薄荷、荆芥、连翘、栀子、牡丹皮、夏枯草、金银花、桔梗等。

5.2.1.3　肝郁痰火证（腋痈）

治法：清肝解郁，消肿化毒。

主方：柴胡清肝汤（《医宗金鉴》）加减。

常用药：地黄、当归、白芍、川芎、柴胡、黄芩、栀子、天花粉、防风、牛蒡子、连翘等。

5.2.1.4　湿热蕴阻证（委中毒或胯腹痈）

治法：清利湿热，和营活血。

主方：活血散瘀汤（《医宗金鉴》）合五神汤（《外科真诠》）加减。

常用药：当归、赤芍、桃仁、大黄、川芎、牡丹皮、瓜蒌子、茯苓、金银花、牛膝、车前子、紫花地丁。

5.2.2　成脓期（热盛酿脓证）

治法：和营清热，透脓托毒。

主方：托里消毒散（《外科正宗》）加减。

常用药：黄芪、当归、川芎、皂角刺、白芍、白术、穿山甲、金银花、蒲公英、紫花地丁。

5.2.3　溃后期（气血两虚证）

治法：益气养血，生肌收敛。

主方：八珍汤（《正体类要》）加减。

常用药：人参、白术、茯苓、当归、白芍、地黄、川芎、甘草。

5.3　外治法

5.3.1　初起

金黄膏或金黄散用冷开水调成糊状外敷。结块明显者，可掺红灵丹或阳毒内消散；结块不明显，肿势散漫不聚者，可用玉露膏或玉露散外敷。每日 1 次。敷贴应超过肿势范围。用水调者，宜时时用液体湿润，以免药物干燥后剥落及干板不舒。

5.3.2　成脓期

治宜切开排脓。切口位置及大小以脓出畅泻为原则。切口原则为循经直切，免伤血络。

颈面部切口，应尽量沿皮肤的自然纹理切开；委中毒切口，一般施行横切口、弧形切口或"S"形切口，因为纵切口在瘢痕形成后易影响关节功能；腋下组织疏松，故腋痈后期易形成袋脓，切口应保持最低位，必要时扩创引流。

进刀深度以得脓为度。切开后任脓自流，不可挤脓。切开当天，应以凡士林油纱条充填止血，次日取出油纱条，更换引流方法。痈具有腐肉易脱的特点，一般不需用提脓祛腐药，常用橡皮条或油纱条引流。若脓腐较多或脓出不畅时，应先用药线蘸八二丹插入疮口，3～5 天后改用九一丹，以提脓祛腐。切开后，在切口周围红肿坚硬区外敷金黄油膏或玉露油膏至红热消退、按之无痛时止。

5.3.3　溃脓期

脓腐已尽，切口周围红热疼痛消失，出现透明浅色黏液者，为将敛佳象，待其自愈。若皮肤缺损较多、疮面较大者，宜生肌收敛，用生肌散、太乙膏或生肌白玉膏或生肌玉红膏敷贴。

有袋脓者，若袋底周围红热明显，按之疼痛时，提示蓄脓较多，可配合浸渍法，用 2%～10% 黄柏溶液冷渍；若无效，可在袋底另做一切口成对口引流或直接扩创引流。若袋底周围无红热疼痛，疮口内肉色红活，而因腔大皮肉难以粘合时，可先用垫棉法加压包扎，如无明显不适，可于 5～7 天后去除棉垫；如无效，可切开引流，使皮肉粘合，促进愈合。

有 头 疽

1 范围

本《指南》规定了有头疽的诊断、辨证、治疗。

本《指南》适用于有头疽的诊断和治疗。

2 术语和定义

下列术语和定义适用于本《指南》。

有头疽 headed carbuncle

有头疽是发生于肌肤间的急性化脓性疾病。其特点是初起皮肤上即有粟粒样脓头，焮热红肿胀痛，并迅速向深部及周围扩散，脓头相继增多，溃烂后状如莲蓬、蜂窝；肿胀范围常超过 9～12cm，大者可在 30cm 以上。好发于项后、背部等皮肤厚韧之处，多见于中老年人及消渴病患者，并易发生内陷。

3 诊断

3.1 诊断要点

3.1.1 临床表现

好发于皮肤较厚及坚韧之处，但以项后（脑疽）、背部（背疽）最为多见。

初期：患部红肿，上有粟粒状脓头，痒痛并作，肿块渐向周围扩大，脓头亦相应增多，色红灼热，高肿疼痛；伴发热恶寒，头痛纳差。舌苔白腻或黄腻，脉多滑数或洪数。此期持续 1 周左右。

溃脓期：疮头渐渐腐烂，形似蜂窝，肿胀范围常在 9～12cm 之间，甚者大于 30cm；伴有发热、口渴等全身症状。若脓液畅泄，腐肉逐渐脱落时，则红肿热痛随之减轻，全身症状也逐渐减轻或消失。此期持续 2～3 周，重者需 3～4 周。

收口期：脓腐渐尽，新肉生长，逐渐愈合。此期持续 1～3 周。

3.1.2 辅助检查

血常规：白细胞总数及中性粒细胞比例可增高。

脓培养：多见金黄色葡萄球菌生长。

3.2 鉴别诊断

3.2.1 疖

病小而位浅；全身无明显症状；易脓，易溃，易敛。

3.2.2 脂瘤染毒

患处有结块，或有扩大的毛囊口，可挤出皮脂栓；染毒后红肿多局限，全身症状较轻；溃后脓液中可见豆渣样物质。

3.2.3 发际疮

发生于项后部，病位较浅；肿胀范围局限，一般小于 3cm，或多个簇生；2～3 天化脓，溃脓后 3～4 天愈合。无明显全身症状，易脓、易溃、易敛，但易反复发作，缠绵难愈。

4 辨证

4.1 火毒凝结证

多见于壮年正实邪盛者。粟粒状脓头相继增多，局部红肿高突，灼热烫手，疼痛剧烈；创面根脚收束，易化脓脱腐，脓液黄稠；壮热恶寒，口渴，尿赤，便秘；舌质红，舌苔黄，脉数有力。

4.2 湿热壅滞证

局部红肿高突，灼热疼痛；创面根脚收束，创口较易化脓脱腐，脓液黄稠；全身壮热，朝轻暮重，胸闷呕恶；舌质红，舌苔白腻或黄腻，脉濡数。

4.3 阴虚火炽证

多见于消渴患者。局部肿势平塌，根脚散漫，皮色紫暗，脓腐难化，脓水稀少或带血水，疼痛剧烈；发热烦躁，口干唇燥，大便燥结，小便短赤；舌质红，舌苔黄燥，脉细弦数。

4.4 气虚毒滞证

多见于年迈体虚，气血不足患者。肿势平塌，根脚散漫，皮色灰暗不泽，化脓迟缓，腐肉难脱，脓液稀少，色带灰绿，闷肿胀痛，容易形成空腔；高热，或身热不扬，小便频数，口渴喜热饮，精神萎靡，面色少华；舌质淡红，舌苔白或微黄，脉数无力。

5 治疗

5.1 治疗原则

中医治疗原则：辨明虚实，防毒内陷，积极治疗消渴等病。

西医治疗原则：对症抗炎治疗，充分引流，全身支持疗法。

5.2 分证论治

5.2.1 火毒凝结证

治法：清热泻火，和营托毒。

主方：黄连解毒汤（《外台秘要》）合仙方活命饮（《医宗金鉴》）加减。

常用药：黄连、黄芩、黄柏、栀子、当归、赤芍、金银花、蒲公英、天花粉、乳香、没药、白芷、穿山甲、何首乌、白茅根。

5.2.2 湿热壅滞证

治法：清热化湿，和营托毒。

主方：仙方活命饮（《医宗金鉴》）加减。

常用药：当归、赤芍、金银花、蒲公英、天花粉、乳香、没药、白芷、穿山甲、白茅根。

5.2.3 阴虚火炽证

治法：滋阴生津，清热托毒。

主方：淡竹叶黄芪汤（《医宗金鉴》）加减。

常用药：人参、黄芪、麦冬、地黄、白芍、当归、川芎、皂角刺、金银花、淡竹叶、黄芩。

5.2.4 气虚毒滞证

治法：扶正托毒。

主方：八珍汤（《正体类要》）合仙方活命饮（《医宗金鉴》）加减。

常用药：当归、赤芍、地黄、川芎、白芍、党参、茯苓、白术、金银花、蒲公英、天花粉、白芷、穿山甲、白茅根。

5.3 中成药

消渴丸：适用于气阴两虚型消渴病伴有头疽。

5.4 外治法

初起：用金黄膏加千捶膏外敷。

溃脓期：用金黄膏掺八二丹外敷。若脓水稀或灰绿，则改掺七三丹；若腐肉阻塞，脓液积蓄难出而有波动时，可按疮形大小采用十字或双十字，或平行纵切开术。手术的原则是广泛切开，清除坏死组织，充分引流。

收口期：用白玉膏掺生肌散外敷。如疮口腐肉一时不能粘合，可用垫棉法；若垫棉法无效，则应采用手术清创。

丹　毒

1　范围

本《指南》规定了丹毒的诊断、辨证、治疗。

本《指南》适用于丹毒的诊断和治疗。

2　术语和定义

下列术语和定义适用于本《指南》。

丹毒　erysipelas

丹毒是指患部皮肤突然发红成片、色如涂丹的急性感染性疾病。其特点是病起突然，恶寒发热，局部皮肤忽然变赤，色如丹涂脂染，焮热肿胀，边界清楚，迅速扩大，数日内可逐渐痊愈，但容易复发。相当于西医的"皮下网状淋巴管炎"。

3　诊断

3.1　诊断要点

3.1.1　临床表现

发病前常有畏寒、发热和全身不适的症状。起病急骤，患处出现片状潮红、界限清楚、略高出于皮肤，并迅速向四周蔓延扩展，自觉患处烧灼疼痛；按之红色消退，手起后很快恢复。重者有水疱出现，很少化脓。少数患者可出现皮肤片状坏死，尤以幼儿及年老体弱者易发。发生在眼睑、阴囊等处时，因皮肤松弛，故肿胀明显。

本病多发于颜面及下肢。发于颜面者称"抱头火丹"，发于躯干者称"内发丹毒"，发于下肢者称"流火"或"腿游风"，新生儿丹毒称"赤游风"。发于下肢部位的丹毒，因反复发作而演变成"象皮腿"。

3.1.2　实验室检查

血常规：白细胞总数及中性粒细胞比例明显增高。

3.2　鉴别诊断

3.2.1　接触性皮炎

有接触刺激物史，病变多局限在接触部位，局部以刺痒为重，皮损以红肿、水疱、丘疹为主，多无疼痛及全身中毒症状。

3.2.2　蜂窝织炎

局部红肿，但中间明显隆起，边界不清，持续性胀痛，化脓后跳痛，大多发生坏死、化脓、溃烂，很少反复发作。

4　辨证

4.1　风热毒蕴证

发于头面部，皮肤焮红灼热、肿胀疼痛、水疱，眼胞肿胀难睁；恶寒，发热，头疼；舌质红，舌苔薄黄，脉浮数。

4.2　肝脾湿火证

发于胸腹腰胯部，皮肤红肿蔓延，肿胀疼痛，触之灼手；伴口苦，口干；舌质红，舌苔黄腻，脉弦滑数。

4.3　湿热毒蕴证

发于下肢，皮肤红赤肿胀、灼热疼痛，或见水疱、紫斑，甚至结毒化脓或皮肤坏疽，或反复发作，可形成大脚风；伴发热，胃纳不香；舌质红，舌苔黄腻，脉滑数。

4.4 胎火蕴毒证

发于新生儿，多见于臀部，局部红肿灼痛，可呈游走性，并有壮热烦躁，甚则神昏谵语，恶心呕吐。

5 治疗

5.1 治疗原则

中医治疗原则：以凉血清热，解毒化瘀为主。

西医治疗原则：抗感染治疗。

5.2 分证论治

5.2.1 风热毒蕴证

治法：疏风清热解毒。

主方：普济消毒饮（《东垣十书》）加减。

常用药：黄芩、黄连、陈皮、甘草、玄参、柴胡、桔梗、连翘、板蓝根、马勃、牛蒡子、薄荷、僵蚕、升麻。

5.2.2 肝脾湿火证

治法：清肝泻火利湿。

主方：龙胆泻肝汤（《医宗金鉴》）加减。

常用药：龙胆、黄芩、栀子、通草、当归、地黄、柴胡、甘草、车前子。

5.2.3 湿热毒蕴证

治法：清热利湿解毒。

主方：萆薢渗湿汤（《疡科心得集》）加减。

常用药：萆薢、薏苡仁、土茯苓、滑石、鱼腥草、牡丹皮、泽泻、通草、防风、黄柏。

5.2.4 胎火蕴毒证

治法：清热凉血解毒。

主方：犀角地黄汤（《千金要方》）加减。

常用药：水牛角、地黄、赤芍、牡丹皮、黄柏、茯苓。

5.3 中成药

西黄丸：适用于各类癌肿，痈疽疔毒，瘰疬，流注等。

牛黄解毒片：适用于火热内盛证。

5.4 外治法

仙人掌、马齿苋、芙蓉叶等捣烂外敷，干则换之；金黄散用冷开水或金银花露调敷。过敏者忌用。

5.5 针灸疗法

体针：常用的穴位有地机、血海、三阴交、丰隆、太冲、阿是穴、四缝。下肢丹毒，加用阳陵泉、商丘、足三里、蠡沟；头面部丹毒，加用翳风、头维、四白、合谷等。

刺络拔罐法：常用的穴位有大椎、阿是穴等。常规消毒后，在大椎及局部红肿处用三棱针点刺5～7点，闪火法拔罐，出血量10～15ml。

走　黄

1　范围

本《指南》规定了走黄的诊断、辨证、治疗。

本《指南》适用于走黄的诊断和治疗。

2　术语和定义

下列术语和定义适用于本《指南》。

走黄　toxemia septicemia

走黄是指疗疮火毒炽盛，走散入血，内攻脏腑的一种危急重症。相当于西医的"脓毒败血症"。

3　诊断

3.1　诊断要点

3.1.1　临床表现

多有疗疮病史，局部症状一般多在原发病灶处忽然疮顶陷黑无脓，肿势散漫，迅速向周围扩散，边界不清，失去护场，皮色暗红不鲜。

全身有寒战，高热（体温多在39℃以上）头痛，烦躁，胸闷，四肢酸软无力，舌质红绛，舌苔多黄燥，脉洪数或弦滑数。或伴恶心呕吐，口渴喜饮，便秘腹胀或腹泻；或伴肢体拘急，骨节肌肉疼痛；或并发附骨疽、流注等；或伴身发瘀斑、风疹块、黄疸，甚至出现神志昏迷、呓语谵妄、咳嗽气喘、胁痛痰红、发痉发厥等；或伴有手足发冷，脉沉细数等。以上各症常可相兼出现。

3.1.2　实验室检查

每日检验血、尿常规。血白细胞总数和中性粒细胞比例显著增高；尿中可出现蛋白。还可做脓液和血的细菌培养及药敏试验。根据情况，尚需做肝、肾功能和水、电解质测定。

3.2　鉴别诊断

3.2.1　烂疔

烂疔是发生在皮肉间，容易腐烂，病势暴急的急性感染性疾病，相当于西医的"气性坏疽"。其特点是起病急骤，局部焮热肿胀疼痛，皮色暗红、变黑或有白斑，迅速腐烂，范围甚大，疮形略带凹陷，溃后流出脓液稀薄如水，甚至危及生命。

3.2.2　疫疔

疫疔是接触疫畜染毒所致的急性传染性疾病，相当于西医的"皮肤炭疽"。其特点是初起如虫叮咬，水疱很快干枯、坏死如脐凹；全身症状明显，有传染性、职业性，也可并发走黄。

4　辨证（毒盛入血证）

原发病灶处忽然疮顶陷黑无脓，肿势散漫，迅速向周围扩散，边界不清，失去护场，皮色暗红不鲜；全身寒战，高烧，头痛，烦躁，胸闷，四肢酸软无力；舌质红绛，舌苔多黄糙，脉洪数或弦滑数。

5　治疗

5.1　治疗原则

中医治疗原则：以凉血清热解毒为主。

西医治疗原则：对症治疗，抗感染和支持疗法。

5.2　分证论治（毒盛入血证）

治法：凉血清热解毒。

主方：五味消毒饮（《医宗金鉴》）、黄连解毒汤（《外台秘要》）、犀角地黄汤（《千金要方》）三方合并加减。

常用药：金银花、野菊花、紫花地丁、天葵子、蒲公英、黄连、黄芩、黄柏、栀子、水牛角、地黄、牡丹皮、赤芍等。

5.3 中成药

紫雪散：适用于热病，邪入心包证。

安宫牛黄丸：适用于热病，邪入心包证。

5.4 外治法

疮顶陷黑处用八二丹，敷以金黄膏，四周用金黄散或玉露散冷开水调制以箍围。

5.5 其他疗法

抗生素：根据细菌培养及药敏试验结果选择有效抗生素，剂量应大于常规剂量，必要时两种或三种药联合应用。

支持疗法：补液并维持水和电解质及酸碱平衡，补充维生素，必要时给予少量多次输血及血浆。有感染性休克时，加用升压药及激素等抢救治疗。

内　陷

1　范围

本《指南》规定了内陷的诊断、辨证、治疗。

本《指南》适用于内陷的诊断和治疗。

2　术语和定义

下列术语和定义适用于本《指南》。

内陷　inward collapsed

内陷是指在疮疡阳证疾患过程中，因正气内虚，火毒炽盛，而致毒邪走散，正不胜邪，毒不外泄，反陷入里，客于营血，内传脏腑的一种危急疾病。因多由有头疽患者并发，故名疽毒内陷，又称"三陷变局"。相当于西医的"脓毒败血症"。

3　诊断

3.1　临床表现

多见于老年人，或既往有消渴病患者，以及易并发于脑疽、背疽患者。

局部症状为疮顶不高或陷下，肿势平塌，散漫不聚，疮色紫滞或晦黯，疮面脓少或干枯无脓，脓水灰薄或偶带绿色，腐肉虽脱而新肉难生，局部灼热剧痛或闷胀疼痛或不痛。

全身症状有高热，寒战，或体温不升，头痛烦躁，或精神不振；甚至神昏谵语，气粗喘急；或气息低微，胸闷胸痛，咳嗽痰血，胁肋疼痛，恶心呕吐，腹胀腹痛，便秘或泄泻，汗多肢冷，或痉厥，或黄疸等。

3.2　实验室检查

每日常规检验血、尿常规。白细胞总数和中性粒细胞比例显著增高，但虚陷证时，总数有时降低。定期做脓液和血液的细菌培养及药敏试验。血液培养多有细菌生长。血糖、尿糖多有增高，还需根据情况做肝、肾功能和水、电解质测定。

4　辨证

4.1　邪胜热极证

多发生于疽证1～2候的毒盛期。局部疮顶不高，根盘散漫，疮色紫滞，疮口干枯无脓，灼热剧痛；壮热口渴，便秘溲赤，烦躁不安，神昏谵语，或胁肋偶有隐痛；舌质红绛，舌苔黄糙，脉洪数。

4.2　正虚邪盛证

多发于疽证2～3候的溃脓期。局部脓腐，疮口中央糜烂，脓少而薄，疮色灰暗，肿势平塌，散漫不聚，闷胀疼痛或微痛；全身出现发热或恶寒，神疲食少，自汗胁痛，神昏谵语，气息粗促；舌淡红，舌苔黄腻或灰腻，脉象虚数。或体温反而不高，肢冷，大便溏薄，小便频数；舌质淡，舌苔灰腻，脉沉细。

4.3　脾肾阳衰证

多发于疽证4候的收口期。局部肿势已退，疮口腐肉已尽，脓水稀薄色灰或偶带绿色，新肉不生，状如镜面，光白板亮，不知疼痛；全身出现虚热不退，形神萎顿，纳食日减，或有腹痛便泄，自汗肢冷，气息低促；舌质淡红，舌苔薄白或无苔，脉沉细或虚大无力等。旋即陷入昏迷厥脱。

4.4　阴伤胃败证

局部症状同脾肾阳衰证；伴口舌生糜，纳少口干；舌质红绛，舌苔光如镜，脉象细数。

5　治疗

5.1　治疗原则

中医治疗原则：初期以凉血清热解毒为主。后期则以补养气血，托毒透邪；或温补脾肾或生津养胃治疗。

西医治疗原则：抗生素应用及支持疗法等见走黄（ZYYXH/T182－2012）。伴有糖尿病者，应控制饮食，口服有效降糖药或注射胰岛素。

5.2 分证论治

5.2.1 邪胜热极证

治法：清热凉血解毒，养阴清心开窍。

主方：清营汤（《温病条辨》）合黄连解毒汤（《外台秘要》）加减。

常用药：水牛角、地黄、玄参、黄连、黄柏、黄芩、淡竹叶、金银花、连翘、丹参、麦冬、栀子等。

5.2.2 正虚邪盛证

治法：补养气血，托毒透邪，佐以清心安神。

主方：托里消毒散（《外科正宗》）、安宫牛黄丸（《温病条辨》）加减。

常用药：人参、川芎、当归、白芍、白术、金银花、茯苓、白芷、皂角刺、桔梗、黄芪、甘草等。

5.2.3 脾肾阳衰证

治法：温补脾肾。

主方：附子理中汤（《三因方》）加减。

常用药：附子、人参、干姜、白术、炙甘草等。

5.2.4 阴伤胃败证

治法：生津益胃。

主方：益胃汤（《温病条辨》）加减。

常用药：北沙参、麦冬、地黄、玉竹等。

5.3 中成药

安宫牛黄丸：适用于热病，邪入心包证。

紫雪散：适用于热病，邪入心包证。

消渴丸：适用于气阴两虚型消渴病伴有头疽。

5.4 外治法

参见有头疽（ZYYXH/T180－2012）。

5.5 其他疗法

参见走黄（ZYYXH/T182－2012）。

瘰　疬

1　范围

本《指南》规定了瘰疬的诊断、辨证、治疗。

本《指南》适用于瘰疬的诊断和治疗。

2　术语和定义

下列术语和定义适用于本《指南》。

瘰疬　cervical scrofula

瘰疬是指一种发生于颈部的慢性化脓性疾病。因其结核成串，累累如贯珠状，故名"瘰疬"。又名"疬子颈"、"老鼠疮"。相当于西医的"颈部淋巴结结核"。

3　诊断

3.1　诊断要点

3.1.1　临床症状

本病好发于颈项前后、耳下方一侧或两侧，也有发生在颌下、锁骨上凹及腋下者。

初期：颈部一侧或两侧有单个或数个肿块，皮色不变，推之可移，不热不痛。

中期：局部肿块渐有增大，皮核粘连；化脓时皮色转为暗红，肿块变软。脓肿破溃后见有稀薄脓液，夹有败絮样物，脓液引流不易排尽。

后期：脓液渐少，疮口呈潜行性空壳状，皮色紫暗，久不愈合，可形成窦道。

可有肺结核病史或肺结核接触史。部分患者伴有低热、盗汗、消瘦等症状。

3.1.2　辅助检查

3.1.2.1　实验室检查

红细胞沉降率增快。

血白细胞总数不高，淋巴细胞增高。

结核菌素试验强阳性，脓液培养可有结核杆菌生长。

3.1.2.2　病理学检查

病灶组织做病理检查，有助于明确诊断。

3.2　鉴别诊断

3.2.1　颈痈

虽亦生于颈之两侧，但发病较快，初起即寒热交作，结块形如鸡卵，漫肿坚硬，焮热疼痛，易消、易溃、易敛。

3.2.2　臖核

可由头面、口腔或四肢等部皮肤破碎或生疮引起，一般单发。在颏颔、颈部、腋部、胯腹部结核如豆，边界清楚，起发迅速，压之疼痛明显，很少化脓破溃，一般无全身症状。

3.2.3　失荣

多见于中老年人。生于耳前后及项间，初起结核形如堆粟，按之坚硬，推之不移，生长迅速；溃破后，疮面如石榴样或菜花样，血水淋漓。常由口腔、喉部、鼻部或脏腑的岩转移而来。

4　辨证

4.1　肝郁气滞证

颈部一侧或两侧肿块大如豆粒，胀痛或隐痛，数量不等，皮色不变，按之坚实，推之能动；胸胁作胀，烦躁易怒，纳少口干；舌苔薄白或薄黄，脉弦细或弦滑。

16

4.2 阴虚火旺证

颈部肿块逐渐增大、融合、成串排列，与皮肤粘连，皮色暗红，肿块推之不动，渐有疼痛；潮热盗汗，口干咽燥，面色晦暗，失眠多梦；女性月经先多后少，渐至闭经；舌质红，舌苔少，脉细数。

4.3 气血两虚证

颈部肿块破溃，脓出清稀，脓液中夹有败絮样物，疮口经久不愈，疮周肿势界限不清；形体消瘦，面色无华，精神倦怠，纳差、不寐，头晕乏力，心悸气短；女性月经量少色淡；舌质淡嫩，舌苔薄，脉细无力。

5 治疗

5.1 治疗原则

中医治疗原则：以止痛散结，理气化痰为主。

西医治疗原则：抗结核治疗，如病情需要则需手术治疗。

5.2 分证论治

5.2.1 肝郁气滞证

治法：疏肝理气，化痰散结。

主方：开郁散（《洞天奥旨》）加减。

常用药：柴胡、当归、白芍、白术、茯苓、白芥子、郁金、香附、全蝎、佛手、炙甘草。

5.2.2 阴虚火旺证

治法：滋阴降火，化痰消肿。

主方：知柏地黄丸（《医宗金鉴》）合清骨散（《证治准绳》）加减。

常用药：地黄、白芍、知母、郁金、胡黄连、青蒿、地骨皮、鳖甲、山茱萸、山药、银柴胡、茯苓、浙贝母、炙甘草。

5.2.3 气血两虚证

治法：益气养血，扶助正气。

主方：香贝养荣汤（《医宗金鉴》）加减。

常用药：香附、浙贝母、陈皮、茯苓、白术、白芍、当归、人参、熟地黄、川芎、桔梗、生姜、甘草。

5.3 中成药

小金丸：适用于治疗一切痰核、瘰疬、瘿、岩、皮肤肿瘤等。

夏枯草膏：适用于气虚血瘀，痰气郁结证。

内消瘰疬丸：适用于痰瘀互结证。

平消片（胶囊）：适用于痰核、瘰疬。

5.4 外治法

初期：局部肿块处外敷阳和解凝膏或冲和膏掺黑退消敷贴，5～7 天换药 1 次。

中期：外敷冲和膏。如脓未成熟时，改用千捶膏；脓熟时，宜切开引流排脓，创口宜大，或作十字切口，以利于脓液尽快排出，促进愈合。

后期：已溃者，先用五五丹或七三丹，次用八二丹药线引流，或药棉嵌入疮口，外敷红油膏或冲和膏；待脓腐渐尽，肉芽鲜红时，改用生肌散、白玉膏。若创面肉芽高突，可用千金散或平胬丹，待胬肉平复后，改用生肌散、白玉膏收口。如有空腔或窦道时，可用药线换药，也可作扩创或挂线手术切开，并继续换药治疗。

5.5 针灸疗法

体针：直接刺入肿大的淋巴结，配以肝俞、膈俞等穴，每日 1 次，中等刺激。对已化脓者不宜使用。

火针烙法：适用于单个或硬结型肿核小而浅表者。以火针在酒精灯上烧红后，迅速刺入患处，每3～5天一针。治疗3～4次后，肿核即可缩小。

5.6　其他疗法

抗结核治疗：坚持定量、规则、联合应用2～3种抗结核药物治疗6个月以上，这是减少复发的关键。

褥　疮

1　范围

本《指南》规定了褥疮的诊断、辨证、治疗。

本《指南》适用于褥疮的诊断和治疗。

2　术语和定义

下列术语和定义适用于本《指南》。

褥疮　pressure sore

褥疮是一种多因长期卧床，躯体重压或长期摩擦，导致皮肤破损而形成的溃疡，亦称"席疮"。相当于西医的"压疮"。

3　诊断

3.1　诊断要点

3.1.1　临床表现

好发于尾骶、髂、背脊、肘踝、足跟等骨突易受压和摩擦的部位。多见于长时间昏迷、瘫痪、半身不遂、大面积烧伤及久病卧床的患者。

初起：受压部位发红、微肿，渐趋暗紫色；继而出现水疱，皮损随继续受压而范围增大，出现硬结块。

后期：出现坏死破溃，进展迅速。坏死组织脱落后，可形成巨大的溃疡面，深达肌肉、骨和关节，甚至形成潜行腔隙和窦道。

3.1.2　辅助检查

3.1.2.1　实验室检查

血常规检查：明确是否有全身感染。

血清白蛋白测定：明确患者营养状况。

疮面分泌物培养及药物敏感试验：有利于选用敏感抗生素。

3.1.2.2　影像学检查

必要时行窦道造影。

4　辨证

4.1　气滞血瘀证

局部皮肤出现褐色红斑，继而紫暗红肿或有破损，舌苔薄，舌边有瘀点，脉弦。

4.2　蕴毒腐溃证

褥疮溃烂，腐肉及脓水较多，或有恶臭，重者溃烂可深及筋骨，四周漫肿；伴有发热或低热，口苦且干，精神萎靡，食欲不振；舌质红，舌苔少或黄腻，脉细数或滑数。

4.3　气血两虚证

疮面腐肉难脱，或腐肉虽脱而新肉不生，或新肌色淡不红、愈合缓慢；伴有面色无华，神疲乏力，纳差食少；舌质淡，舌苔少或薄或薄腻，脉沉细或沉细无力。

5　治疗

5.1　治疗原则

中医治疗原则：补益气血，和营托毒。

西医治疗原则：创面较大或深达肌肉深部及骨骼者，应进行局部清创，用抗生素冲洗，必要时可进行肌皮瓣转移术。

5.2　分证论治

5.2.1　气滞血瘀证

治法：理气活血。

主方：血府逐瘀汤（《医林改错》）加减。

常用药：柴胡、枳壳、赤芍、桃仁、红花、当归、川芎、熟地黄、怀牛膝、桔梗、炙甘草等。

加减：气虚者，加黄芪、党参；气滞者，加延胡索、香附。

5.2.2　蕴毒腐溃证

治法：益气养阴，利湿托毒。

主方：生脉散（《内外伤辨惑论》）、透脓散（《外科正宗》）合萆薢渗湿汤（《疡科心得集》）加减。

常用药：麦冬、党参、当归、黄芪、穿山甲、川芎、皂角刺、萆薢、薏苡仁、黄柏、茯苓、牡丹皮、泽泻、滑石、通草等。

加减：脓腐较多者，可加金银花、败酱草。

5.2.3　气血两虚证

治法：大补气血，托毒生肌。

主方：八珍汤（《正体类要》）加减。

常用药：茯苓、当归、白术、党参、白芍、熟地黄、川芎、黄芪、炙甘草等。

加减：余毒未尽者，加夏枯草、金银花、连翘；阴虚内热者，加鳖甲、玄参、地骨皮。

5.3　外治法

初起：局部红紫未溃者，可用红灵酒、紫草油。

溃后：可用九一丹提脓祛腐。

腐尽：可用生肌散、生肌玉红膏。

———————————

窦　道

1　范围

本《指南》规定了窦道的诊断、辨证、治疗。

本《指南》适用于窦道的诊断和治疗。

2　术语和定义

下列术语和定义适用于本《指南》。

窦道　sinus tract

窦道是指深部组织通向体表，只有外口而无内口，与空腔脏器相通的病理性盲管，属于中医"漏管"范畴。

3　诊断

3.1　诊断要点

3.1.1　临床表现

局部有一小疮口，常有分泌物流出。疮周皮肤可呈潮红、丘疹、糜烂等表现。一般无全身症状，有时外口暂时闭合，脓液引流不畅，可引起局部红肿热痛，或伴发热等症状。部分患者因反复溃破，经年不愈，则疮周皮色紫暗，疮口胬肉突起。

探查窦道，其形态多样，多为细而狭长，也有外端狭窄而内腔较大者，甚至呈哑铃状；因部位不同，窦道的深浅不一，可有数厘米至数十厘米不等；管道数目多少不一。有时疮口中可有手术丝线、死骨片等异物排出。

3.1.2　辅助检查

3.1.2.1　实验室检查

脓液培养加药敏试验：了解细菌种类，指导临床用药。

血常规：疮口感染严重时，可见白细胞和中性粒细胞升高。

3.1.2.2　影像学检查

超声检查：窦道超声检查具有无损伤性，可作为窦道治疗前后的疗效随访指标。其表现为局部见一管道样低回声，未与内脏有腔脏器相通。

X线、CT造影检查：经窦道外口注入造影剂后，见造影剂沿管道走行，显示整个管道的形状及其与周围组织的关系。如配合窦道造影三维重建技术，则能更好地显示病变的范围、分布、浸润深度，以及窦道与周围组织结构的关系等。

3.1.2.3　病理学检查

以巨噬细胞、淋巴细胞、浆细胞浸润为主，病变部位见明显纤维化、局部组织破坏及细胞增生。

3.2　鉴别诊断

瘘管：既有外口，又有管道内口，与有腔脏器相通；造影、B超等可以鉴别。

4　辨证

4.1　余毒未尽证

疮口胬肉高突，久不收敛，脓水淋漓，时稠时清，时多时少；有时局部可有轻微肿痛、焮热，疮周红肿疼痛，或瘙痒不适；可伴轻度发热；舌质淡红，舌苔薄黄或黄腻，脉弦数。

4.2　气血两虚证

疮口脓水量少不尽、清稀淋漓，肉芽色淡不泽，疮口经久不愈，新肌不生；伴面色萎黄，神疲倦怠，纳少寐差；舌质淡，舌苔白，脉沉细。

5 治疗

5.1 治疗原则

中医治疗原则：和营托毒，补益气血。

西医治疗原则：抗感染，保持引流通畅，手术治疗。

5.2 分证论治

5.2.1 余毒未尽证

治法：和营托里解毒。

主方：托里消毒散（《外科正宗》）合薏苡附子败酱散（《金匮要略》）加减。

常用药：黄芪、党参、白术、茯苓、当归、赤芍、川芎、丹参、皂角刺、薏苡仁、附子、红藤、败酱草、炙甘草、红枣。

5.2.2 气血两虚证

治法：补益气血，托里生肌。

主方：八珍汤（《正体类要》）加减。

常用药：黄芪、党参、白术、茯苓、当归、赤芍、白芍、川芎、熟地黄、丹参、炙甘草、红枣。

5.3 外治法

5.3.1 贴敷疗法

局部红肿热痛时，外用金黄膏或青黛膏贴敷；脓腐已尽时，外用冲和膏、红油膏、白玉膏贴敷。

5.3.2 药捻引流法

适用于管腔较直的窦道。用药捻外蘸蚀管提脓祛腐、生肌收口的掺药后，插入疮口中，外以膏药或油膏敷贴固定。

5.3.3 滴灌疗法

适用于分支较多、管道狭长或走向弯曲或外端狭小、内端膨大成腔的窦道，药线引流无法到位，但又不宜扩创者。用输液胶管插入窦道，将中药药液缓慢注入管腔，每日1次。

5.3.4 拖线疗法

在常规消毒、麻醉下，可采取低位辅助切口，以银丝球头探针探查后，将4号丝线4~6股贯通管腔，每日搽九一丹于丝线上，将丝线来回拖拉数次，使九一丹拖入管道内，10~14天后拆除拖线，加垫棉绷缚法7~10天，管腔即可愈合。

5.3.5 扩创引流法

适用于脓出不畅而用其他引流、垫棉等方法治疗无效、窦道所在部位允许作扩创手术者。用探针探明窦道方向、深度、有无分支、有无死骨及异物，并注意其与邻近组织的关系。以探针为引导，沿探针方向切开窦道，以刮匙搔刮窦道内肉芽组织及窦道壁纤维结缔组织，清除死骨或线结异物，并使创腔底小口大，呈漏斗状，外用祛腐生肌药物。

5.3.6 搔刮疗法

用刮匙或其他器械伸进窦道基底部，沿着管壁自深而浅，变化方向进行搔刮，以达到刮除水肿肉芽及腐肉的目的。连续应用数日，每日1次或数日1次，直至窦道内肉芽新鲜、分泌物由多至少到无为止。

5.3.7 祛腐生肌法

化管：先用药捻蘸七三丹、五五丹蚀管引流，外敷红油膏纱布，每日1换。有丝线、死骨等异物时，应及时取出。

祛腐：待脓液由多至稀薄而又转为少而稠厚时，用药线蘸八二丹引流，外敷红油膏纱布。

生肌：腐尽，用生肌散，外敷白玉膏、冲和膏等。

5.3.8 垫棉绑缚疗法

适用于疮面腐肉已尽，新肉生长，周围组织有窦腔者。可用棉垫垫压空腔处，再加压绑缚，使患处压紧，每日换药1次，促进腔壁粘连、闭合。7～10天后管腔收口，则继续垫棉加压绑缚10～14天，以巩固疗效，避免复发。尤其是腋部、乳房部等。在项部加用四头带，腹部加用腹带，会阴部加用丁字带。

5.4 火罐疗法

在疮口处拔火罐，通过负压，吸出炎性渗出物，起到清洁窦道作用。拔火罐的热力作用既可促进局部血液循环，加速新陈代谢，改变局部组织的营养状态；还可增加血管壁的通透性，增强白细胞的吞噬能力。

5.5 其他疗法

手术治疗：根据病情可选择窦道扩创引流术、皮瓣移植术、窦道切除缝合术等。

物理治疗：根据病情可以选择微波治疗、半导体激光、负压引流等治疗。

乳　痈

1　范围

本《指南》规定了乳痈的诊断、辨证、治疗。

本《指南》适用于乳痈的诊断和治疗。

2　术语和定义

下列术语和定义适用于本《指南》。

乳痈　acute mastitis

乳痈是指由热毒入侵乳房而引起的急性化脓性疾病。常发生于产后未满月的哺乳期妇女，尤以初产妇多见。在哺乳期发生的，名"外吹乳痈"；在妊娠期发生的，名"内吹乳痈"；在非哺乳期和非妊娠期发生的，名"不乳儿乳痈"。相当于西医的"急性化脓性乳腺炎"。

3　诊断

3.1　诊断要点

3.1.1　临床表现

初起：常先有乳头皲裂，哺乳时乳头刺痛；或有乳管阻塞，乳汁排出不畅，或哺乳不当致乳汁郁积，发生乳房局部肿胀疼痛，结块或有或无，皮色微红或不红，皮肤微热或不热。常伴有恶寒发热，头痛骨楚；或胸闷不舒，纳少呕吐，大便干结等。此时若治疗适当，2～3天内乳汁排出通畅，热退肿消痛减，可获消散。

成脓：乳房结块逐渐增大，局部疼痛加重，或有鸡啄样疼痛，焮红灼热，伴同侧腋窝淋巴结肿大、压痛；壮热不退，口渴喜饮，大便秘结，小便短赤。舌质红，舌苔黄腻，脉洪数。势在酿脓，至第10天左右，结块中央变软，按之应指。若病位深在，常需穿刺确诊；若脓蚀乳管，乳窍可有脓液流出。

溃后：脓出通畅，多能肿消痛减，身热渐退，疮口逐渐愈合。若治疗不当，可形成袋脓或传囊乳痈，亦有溃后乳汁从疮口溢出，形成乳漏。

3.1.2　辅助检查

3.1.2.1　实验室检查

血常规：白细胞总数及中性粒细胞数增加。

脓液培养及药敏试验：可指导临床选用抗生素。

3.1.2.2　影像学检查

超声检查：炎症肿块，边界不甚清楚，内部回声增强，光点不均匀；乳汁潴留，为无回声的小暗区；脓肿形成，声像显示内部不均匀的液性暗区，边缘模糊，肿块局部有增厚，有时有分层现象，脓肿后方有回声增强。

X线钼靶摄片：乳房皮肤肿胀增厚，间质阴影增生扭曲，血管阴影明显增加，应用抗生素后炎症明显改变。

3.2　鉴别诊断

3.2.1　粉刺性乳痈

多发于非哺乳及非妊娠期，大部分患者伴有先天性乳头凹陷畸形，乳头常有白色脂质样分泌物溢出。初起肿块多位于乳晕部，红肿热痛程度较轻，溃后脓液中夹有粉渣样物质，不易收口，可反复发作，形成乳漏。全身症状亦较乳痈为轻。

3.2.2　乳岩

多见于中青年妇女，尤其是妊娠期或哺乳期。患乳迅速肿胀变硬，常累及整个乳房的1/3以上，尤以乳房外上象限为甚。病变局部皮肤呈暗红或紫红色，毛孔深陷呈橘皮样，局部不痛或轻度压痛。同侧腋窝淋巴结明显肿大，质硬固定。一般无恶寒发热等全身症状，抗炎治疗无效。本病进展较快，预后不良。

4 辨证

4.1 气滞热壅证（郁滞期）

乳房肿胀疼痛，结块或有或无，皮色不变或微红，排乳不畅；伴有恶寒发热，头痛骨楚，胸闷泛恶，食欲不振，大便秘结；舌质正常或红，舌苔薄白或薄黄，脉浮数或弦数。

4.2 热毒炽盛证（成脓期）

乳房肿痛加重，结块增大，皮肤焮红灼热，继之结块中软应指；或切开排脓后引流不畅，红肿热痛不消，有"传囊"现象；伴壮热不退，口渴喜饮；舌质红，舌苔黄腻，脉洪数。

4.3 正虚毒恋证（溃后期）

溃脓后乳房肿痛虽轻，但疮口流脓清稀，淋漓不尽，日久不愈；或乳汁从疮口溢出，形成乳漏；伴面色少华，神疲乏力，或低热不退，食欲不振；舌质淡，舌苔薄，脉弱无力。

5 治疗

5.1 治疗原则

中医治疗原则：及早处理，以消为贵。

西医治疗原则：早期应用抗生素，脓成后切开引流。

5.2 分证论治

5.2.1 气滞热壅证（郁滞期）

治法：疏肝清胃，通乳消肿。

主方：瓜蒌牛蒡汤（《医宗金鉴》）加减。

常用药：瓜蒌、牛蒡子、天花粉、黄芩、陈皮、栀子、连翘、皂角刺、金银花、甘草、青皮、柴胡。

加减：乳汁壅滞者，加鹿角霜、漏芦、王不留行、路路通等；偏于气郁者，加枳壳、川楝子；偏于热盛者，加石膏、鲜地黄；新产妇恶露未净者，加当归、益母草，并酌减凉药；需要回乳者，加山楂、麦芽等。

5.2.2 热毒炽盛证（成脓期）

治法：清热解毒，托里透脓。

主方：瓜蒌牛蒡汤（《医宗金鉴》）合透脓散（《外科正宗》）加减。

常用药：瓜蒌、牛蒡子、天花粉、黄芩、陈皮、栀子、连翘、皂角刺、金银花、甘草、青皮、柴胡、当归、穿山甲、川芎。

加减：热甚者，加石膏、知母等；口渴甚者，加鲜芦根等。

5.2.3 正虚毒恋证（溃后期）

治法：补益气血，托毒生肌。

主方：托里消毒散（《外科正宗》）加减。

常用药：党参、川芎、当归、白芍、白术、金银花、茯苓、白芷、皂角刺、甘草、桔梗、黄芪等。

5.3 中成药

夏枯草胶囊：适用于头痛眩晕，甲状腺肿大，淋巴结结核，乳腺增生，乳腺炎等。

小金丸：适用于阴疽初起，皮色不变，肿硬作痛，多发性脓肿等。

5.4 外治法

初起：手法排乳后，将金黄散或玉露散或双柏散用冷开水或金银花露或鲜菊花叶、鲜蒲公英等捣汁调敷，或金黄膏或玉露膏外敷；也可用仙人掌适量，去刺捣烂外敷。皮色微红或不红者，可用冲和膏外敷。

成脓：切开排脓。乳房部切口宜循乳络方向呈放射状，以免损伤乳络而形成乳漏；乳晕部切口宜在乳晕旁作弧形切口，切口位置宜低，以免形成袋脓。也可用针吸穿刺抽脓或用火针放脓。

溃后：药线蘸八二丹或九一丹引流，外敷金黄膏。待脓净仅流黄稠滋水时，改用生肌散、红油膏敷贴。脓腔较大，或切开创口渗血较多时，可用红油膏纱布填塞脓腔，1~2天后改用药线引流。

传囊：若红肿疼痛时，则按初起处理；若局部已成脓应指时，宜及时切开引流。

垫棉法：可用于袋脓或乳汁从疮口溢出者。袋脓者，棉垫应垫在脓腔下方；乳汁溢出者，宜垫棉加绑缚，束紧患侧乳房。

按摩法：适用于乳痈初起，因乳汁瘀积而局部肿痛者。先在患侧乳房涂以少许润滑油，再用五指从乳房四周轻轻向乳头方向施压，按摩推挤，将瘀积乳汁排出，同时可以轻揪乳头数次。若乳房焮红漫肿或已成脓者禁用。

5.5 针灸疗法

体针：适用于乳痈初起。取肩井、膻中、足三里、列缺、膈俞、血海等穴，用泻法，留针15~20分钟，每日1次。

5.6 其他疗法

必要时加用抗生素。

粉刺性乳痈

1 范围

本《指南》规定了粉刺性乳痈的诊断、辨证、治疗。

本《指南》适用于粉刺性乳痈的诊断和治疗。

2 术语和定义

下列术语和定义适用于本《指南》。

粉刺性乳痈 plasma cell mastitis

粉刺性乳痈是指一种以乳腺导管扩张、浆细胞浸润为病变基础的慢性非细菌性感染的乳腺化脓性疾病。相当于西医的"浆细胞性乳腺炎"。

3 诊断

3.1 诊断要点

3.1.1 临床表现

多发于非哺乳期或非妊娠期的女性，单侧乳房发病多见。大多伴有先天性乳头全部或部分凹陷，并有白色带臭味的粉渣样分泌物。临床表现复杂多样，常分溢液期、肿块期、化脓期、瘘管期。初起肿块位于乳晕部，红肿疼痛，化脓。溃破后，脓中夹杂粉渣样物质，久不收口；或反复红肿溃破，形成瘘管，常与输乳孔相通。若反复发作，形成瘢痕，残留僵块，则乳头凹陷更明显。红肿化脓时，一般可伴轻度恶寒发热等症状。

3.1.2 辅助检查

3.1.2.1 实验室检查

部分病例可见血清催乳素水平明显增高。

3.1.2.2 影像学检查

B 超：在病灶处见不规则片状低回声，内见增强光点，如有多处低回声时，说明漏管可互相连通。

乳腺 X 线钼靶摄片：在乳晕周围及其他部位有密度不均匀性增高影，边界不清，其中夹有条索状致密影，乳晕周围皮肤增厚。

CT 增强：见不均匀强化，病灶处有低密度影。

3.1.2.3 病理学检查

乳腺肿块细针穿刺细胞学检查：可见多种细胞混杂，以浆细胞为多，亦有其他炎性细胞。

3.2 鉴别诊断

3.2.1 乳岩

粉刺性乳痈急性炎症期的乳房肿块因其质硬、不规则、与皮肤粘连，或局部皮肤呈橘皮样变，或有乳头凹陷等，与炎性乳腺癌类似。但炎性乳腺癌的肿块多无疼痛，溃破后渗流血水，与粉刺性乳痈溃破后流脓、可能暂时愈合、易反复发作的特点不同。

3.2.2 乳衄

乳头溢液多呈血性及淡黄色液体，或在乳晕部触到绿豆大小圆形肿块；但无乳头凹陷畸形，乳窍无粉刺样物排出，肿块不会化脓。

3.2.3 乳痨

乳痨是发生乳房部的慢性化脓性疾病，起病缓慢，初起乳房内有一个或数个结块，状如梅李，边界不清，日久破溃，脓液清稀且夹杂有败絮样物，常伴有阴虚内热之证。

3.2.4 乳痈

乳痈是发生在乳房最常见的急性化脓性疾病。好发于产后 1 个月以内的哺乳妇女，尤以初产妇为多见。其临床特点是乳房结块，红肿热痛，7～10 天成脓，溃后脓出稠厚，伴恶寒发热等全身症状。

4 辨证

4.1 肝经郁热证

乳头溢液或乳头凹陷处有粉刺样物溢出，乳房部结块红肿疼痛，或伴有溃破出脓；伴有发热、头痛；舌质红，舌苔黄腻，脉滑数。

4.2 余毒未清证

脓肿自溃或切开后脓水淋漓，久不收口，时发时敛，局部可有僵硬肿块；舌质淡或红，舌苔薄黄，脉弦。

5 治疗

5.1 治疗原则

中医治疗原则：注重内治与外治相结合，未溃偏重内治，已溃偏重外治。根据具体情况配合使用药物外治、手术切开排脓或扩创或拖线及垫棉压迫等方法。

西医治疗原则：以手术治疗为主，合并感染者应控制感染。

5.2 分证论治

5.2.1 肝经郁热证

治法：疏肝清热，和营消肿。

主方：柴胡清肝汤（《医宗金鉴》）加减。

常用药：柴胡、黄芩、连翘、夏枯草、蒲公英、皂角刺、当归、地黄、栀子、赤芍、甘草等。

5.2.2 余毒未清证

治法：扶正托毒。

主方：托里消毒散（《外科正宗》）加减。

常用药：黄芪、党参、白术、白芍、茯苓、川芎、当归、金银花、皂角刺、白花蛇舌草、山楂、甘草等。

5.3 外治法

5.3.1 肿块期

红肿热痛者，金黄膏或青黛膏外敷；局部僵肿，无红肿热痛者，冲和膏外敷。

5.3.2 脓肿期、瘘管期

切开法：适用于单纯性、复杂性瘘管。单纯性瘘管可用局部麻醉，复杂性瘘管应用持续性硬膜外麻醉或全身麻醉。常规消毒后，在球头银丝探针引导下，切开瘘管和脓腔，酌情切开通向乳头孔的瘘管。

乳头矫形法：一般与乳头楔形切开法相结合，适用于乳头先天凹陷，必须予以楔形切开，保留的乳头、乳晕组织应在 3/5 以上者，可直接采用 1 号丝线沿乳头乳晕切缘对位单纯缝合 3～4 针。对凹陷明显者，还可在乳头下作荷包缝合，但需掌握松紧度。一般 7 天左右拆线。

拖线法：适用于病灶范围较大，或病灶与乳头孔相通，但乳头凹陷不严重者，可用 4～5 股 4 号丝线或纱条（一般用红油膏纱条），每日换药时可来回拖拉，清洗后再上九一丹拖回，能使药物充分接触未切开的内腔疮面，既可发挥提脓祛腐，又能起到引流的作用。一般 10～14 天拆线，拆线后多配合垫棉绑缚法，促使内部创面粘合。

药线引流法：多用于脓肿切排后或瘘管期，根据脓腔深度及瘘管长度，选择适宜药线，蘸上八二丹或九一丹，提脓祛腐、引流排脓。一般手术扩创后就不再使用此法。

纱条引流法：多用于手术扩创以后，祛腐阶段采用红油膏纱条掺九一丹，腐去新生阶段则改用红油膏纱条掺生肌散。

冲洗法：用于拖线拆除后。拆线后的 1～2 天内，可采用 1∶5000 呋喃西林溶液清洗腔道内的残留脓液。若脓液已尽者，注入生肌收口油剂，可促进愈合，缩小瘢痕。同时也可配合使用垫棉绑缚法。

5.3.3 恢复期

生肌法：创面腐脱新生，改用生肌散、白玉膏。

垫棉绑缚法：适用于深层瘘管、创腔较大者。若创面脓腐已净、渗出液转纯清、脓液培养无细菌生长时，可用棉垫垫压空腔处，再予加压绑缚，使患处乳房压紧，每日换药 1 次，促进腔壁粘合与愈合。

乳 癖

1 范围

本《指南》规定了乳癖的诊断、辨证、治疗。

本《指南》适用于乳癖的诊断和治疗。

2 术语和定义

下列术语和定义适用于本《指南》。

乳癖 mammary hyperplasia

乳癖是指乳腺组织既非炎症也非肿瘤的良性增生性疾病。相当于西医的"乳腺增生病"。

3 诊断

3.1 诊断要点

3.1.1 临床表现

青中年女性，乳房有不同程度的胀痛、刺痛或隐痛，可放射至腋下、肩背部，可与月经、情绪变化有相关性；一侧或两侧乳房发生单个或多个大小不等、形态多样的肿块，肿块可分散于整个乳房，与四周组织界限不清，与皮肤或深部组织不粘连，推之可动，有触痛，可随情绪及月经周期的变化而消长，部分患者乳头可有溢液或瘙痒。

3.1.2 辅助检查

3.1.2.1 影像学检查

乳腺钼靶 X 线检查：显示病变部位呈现棉花团或毛玻璃状、边缘模糊不清的密度增高影，或见条索状结缔组织穿越其间。

超声检查：此检查具有无损伤性，可应用于超声引导下乳腺肿物穿刺活检术以协助诊断。其表现为双侧或单侧乳腺体积增大，但边界光滑完整；内部质地及结构紊乱，回声分布不均，呈粗大光点或光斑。

3.1.2.2 病理学检查

标本切面呈黄白色，质韧，无包膜。本病的组织形态可分为小叶增生、纤维腺瘤、硬化性腺病。本病的病理分型有乳痛症型、小叶增生型、纤维腺病型、纤维化型和囊肿病型。

3.2 鉴别诊断

3.2.1 乳岩

乳岩是指发生在乳腺上皮组织的恶性肿瘤。部位以外上象限者居多，质较硬，边界不清，表面不光滑，活动度差。发展后可有酒窝征、橘皮样改变、皮肤卫星结节、皮肤受侵溃烂、炎症样改变、乳头回缩、乳头溢液、乳头湿疹样变、区域淋巴结肿大、浸润胸肌乃至胸壁。

3.2.2 乳核

乳核可发生于青春期后的任何年龄的女性，但以 18 ~ 25 岁的青年女性多见。临床上以无痛性乳房肿块为主要症状，很少伴有乳房疼痛及乳头溢液。

4 辨证

4.1 肝郁痰凝证

乳房胀痛，乳房肿块质韧稍硬，大小、形态不一，性情急躁或抑郁，胸胁胀闷不适，乳房肿块大小或可随喜怒而消长，或与月经相关，舌质淡，舌苔腻，脉弦。伴脾虚者，可兼见食少纳呆、食后腹胀、神疲懒言、失眠；若单见肝郁而痰凝不明显者，可见两胁胀痛、烦躁易怒、舌质暗淡、舌苔白、脉弦。

4.2　冲任失调证

乳房肿块连绵隐痛，经前加重，经后减轻，月经紊乱；或见形寒肢冷，腰膝酸冷或酸软而痛；或五心烦热，月经量少色淡，甚者闭经；舌质淡红或舌红少津，舌苔薄，脉细数或濡。

5　治疗

5.1　治疗原则

中医治疗原则：以疏肝调冲，消肿散结为主。

西医治疗原则：对症加激素调节，维生素治疗，如病情需要则手术治疗。

5.2　分证论治

5.2.1　肝郁痰凝证

治法：疏肝解郁，行气止痛。

主方：逍遥散（《和剂局方》）加减。

常用药：柴胡、当归、白芍、白术、茯苓、生姜、薄荷、香附、炙甘草、瓜蒌、牡蛎、山慈菇。

5.2.2　冲任失调证

治法：补益肝肾，调摄冲任。

主方：二仙汤（《经验方》）加减。

常用药：柴胡、白术、仙茅、淫羊藿、肉苁蓉、巴戟天、青皮、熟地黄、当归、香附、鹿角、知母、黄柏。

5.3　中成药

乳核散结片：适用于乳腺囊性增生症，乳痛症，乳腺纤维腺瘤等。

舒肝颗粒：适用于肝气不疏证。

乳康舒胶囊：适用于肾虚肝郁，冲任失调证。

乳康胶囊：适用于乳腺增生病。

乳宁胶囊：适用于痰瘀互结证。

5.4　外治法

阳和解凝膏掺黑退消或桂麝散敷贴，或以白附子或鲜蟾蜍皮外敷，或用大黄粉醋调外敷。若对外用药过敏者，应忌用。散结乳癖膏外用，每次 1 贴，每日 1 次。

5.5　针灸疗法

体针：常用穴位有乳根、膻中、肝俞、足三里、太冲、关元、三阴交、血海等。

5.6　推拿疗法

常用穴位有内关、公孙、三阴交、阴陵泉、蠡沟、足三里、膻中、乳根、手三里、背俞穴、太溪、阿是穴等，用揉法、点法、按法、提拿法、按揉法、振腹法等治疗。

乳　疬

1 范围

本《指南》规定了乳疬的诊断、辨证、治疗。

本《指南》适用于乳房异常发育症的诊断和治疗。

2 术语和定义

下列术语和定义适用于本《指南》。

乳疬　gynecomastia

乳疬是指男、女、儿童，或中老年男性在乳晕部出现疼痛性结块的疾病。相当于西医的"乳房异常发育症"，包括了真性性早熟性女性乳房发育症、假性性早熟性女性乳房发育症、原发性男性乳房发育症、继发性男性乳房发育症等疾病中的乳房发育表现。

3 诊断

3.1 诊断要点

3.1.1 临床表现

好发于青春发育期女性（16岁以前），可见于各年龄组的男性，60%～80%乳房发育呈双侧，对称或不对称，也有呈单侧发育者（左侧比右侧多见）；乳晕下可触及孤立的结块，质地坚韧，边缘清楚整齐，活动良好，与皮肤无粘连，直径2～5cm，肿块与乳头呈同心圆位置；发育的乳房常可有胀痛或刺痛，如有明显结节，常有压痛或触痛，无疼痛者少见；一般以挤压乳头有白色乳汁样分泌物为主要表现，自行溢液者少见，此类患者的乳房外观如成年女性。

3.1.2 辅助检查

3.1.2.1 影像学检查

3.1.2.1.1 X线检查

腺体型：无明显的肿块影，X线片上呈现絮状、扇状或盘状边界不明显的致密阴影。

肿块型：可见密度增高且较为均匀的肿块影，呈圆形、卵圆形，外侧边缘清楚；肿块位于乳头后方中央，皮肤厚度均匀一致，乳头无异常，血管影不增加，很少见钙化点。

3.1.2.1.2 超声检查

B型超声像图表现为以乳头为中心或稍偏向一侧的扇状低回声，与周围组织分界较清楚。其间可有低回声暗区，也可见中等回声结节，后壁回声稍增强。

3.1.2.2 病理学检查

增大的乳房多成圆盘状，与周围组织无明显粘连，直径多为3～5cm，大者可超过10cm以上，表面灰色，多附着脂肪组织，质地坚硬而无包膜。切面结构致密，未见明显囊腔结构。

3.1.2.3 肿块细针吸取细胞学检查

镜下可见良性上皮细胞、大汗腺样上皮细胞、泡沫细胞、脂肪细胞、多核巨细胞。

3.2 鉴别诊断

3.2.1 男性乳腺癌

乳晕下有质硬无痛性肿块，并迅速增大；肿块与皮肤及周围组织粘连固定；乳头回缩或破溃；或乳头溢液呈血性，或伴腋下淋巴结肿大，X线钼靶摄片、肿块针吸细胞学检查等有助于诊断。

3.2.2 假性男性乳房发育症

因肥胖致乳房部脂肪堆积而导致外形增大。用手指按压乳头，可有按入孔中的空虚感，局部无结块肿痛，常伴髋部脂肪沉积。X线钼靶摄片，可见阴影无明确的边界，也没有腺体及导管增生影。

3.2.3　女性正常乳房发育

　　在排除了引起乳房发育的其他病理性疾病基础上，对于 8 岁以后的女孩出现乳房发育，应注意观察、随访。随着青少年性发育年龄的逐渐提前，在月经初潮前 2～3 年出现乳房发育是正常现象。

4　辨证

4.1　肝气郁结证

　　性情急躁或忧虑，遇事易怒，乳房稍大或肥大，乳房肿块胀痛，触痛明显，胸胁牵痛；舌质红，舌苔薄白或薄黄，脉弦滑。

4.2　痰瘀互结证

　　乳房肿块坚硬、胀痛，肿块与皮肤、肌肉不粘连，推之能动，刺痛或压痛，忧虑，胸闷；舌质淡红，或暗红，舌苔白腻，脉弦滑。

4.3　冲任失调证

　　乳房肿块稍硬，连绵隐痛，郁闷不舒，腰酸膝软，性情低沉，失眠多梦，心悸纳少，眼眶青黑，耳鸣耳聋；舌质淡，舌苔薄白，脉沉细或弱。

4.4　肾气亏虚证

　　乳房肿块稍硬，连绵隐痛，多见于中老年人。

　　偏肾阳虚者：面色淡白，腰膝酸软，容易倦怠，舌质淡，舌苔白，脉沉弱。

　　偏肾阴虚者：头目眩晕，腰膝酸软，五心烦热，眠少梦多，舌质红，舌苔少，脉弦细。

5　治疗

5.1　治疗原则

　　中医治疗原则：以止痛、消癥为主。

　　西医治疗原则：对症加激素调节治疗；如病情需要，可考虑手术治疗。

5.2　分证论治

5.2.1　肝气郁结证

　　治法：疏肝解郁，化痰散结。

　　主方：逍遥蒌贝散（《经验方》）合二陈汤（《和剂局方》）加减。

　　常用药：柴胡、当归、赤芍、白芍、白术、茯苓、生姜、薄荷、香附、炙甘草、瓜蒌皮、夏枯草、姜半夏、陈皮、牡蛎。

5.2.2　痰瘀互结证

　　治法：活血祛瘀，化痰散结。

　　主方：桃红四物汤（《和剂局方》）合二陈汤（《和剂局方》）加减。

　　常用药：桃仁、赤芍、红花、川芎、当归、浙贝母、山慈菇、青皮、陈皮、茯苓、姜半夏、夏枯草、三棱、莪术、牡蛎、海藻。

5.2.3　冲任失调证

　　治法：调摄冲任，化痰散结。

　　主方：二仙汤（《经验方》）加减。

　　常用药：柴胡、白术、淫羊藿、肉苁蓉、巴戟天、青皮、熟地黄、当归、香附、鹿角、海藻、昆布、牡蛎、莪术。

5.2.4　肾气亏虚证

　　治法：补益肝肾，化痰散结。

　　主方：偏阳虚者以二仙汤（《经验方》）加减；偏阴虚者以左归丸（《景岳全书》）加减。

　　常用药：偏阳虚者，用仙茅、淫羊藿、肉苁蓉、巴戟天、青皮、熟地黄、山茱萸、鹿角、香附、莪术、海藻；偏阴虚者，用莪术、何首乌、牛膝、山药、枸杞子、菟丝子、鹿角胶、当归、三棱。

5.3 中成药

逍遥丸：适用于肝郁脾虚证。

乳核散结片：适用于乳腺囊性增生病、乳痛症、男性乳房发育等。

乳宁片：适用于痰瘀互结证。

乳增宁片：适用于肝郁气滞，冲任失调证。

5.4 外治法

阳和解凝膏掺黑退消或桂麝散，或以白附子或鲜蟾蜍皮外敷，或用大黄粉醋调外敷。外用药过敏者忌用。

5.5 针灸疗法

体针：常用的穴位有乳根、膻中、合谷、肝俞、足三里、太冲、关元、三阴交、血海等。

5.6 推拿疗法

常用的穴位有内关、公孙、三阴交、阴陵泉、蠡沟、足三里、膻中、乳根、手三里、背俞穴、太溪、阿是穴等，用揉法、点法、按法、提拿法、按揉法、振腹法等治疗。

乳　核

1　范围

本《指南》规定了乳核的诊断、辨证、治疗。

本《指南》适用于乳核的诊断和治疗。

2　术语和定义

下列术语和定义适用于本《指南》。

乳核　fibroadenoma of breast

乳核是发生在乳房部最常见的良性肿瘤。相当于西医的"乳腺纤维腺瘤"。

3　诊断

3.1　诊断要点

3.1.1　临床表现

多见于20～25岁女性，其次是15～20岁和25～30岁女性。肿块常单发，也可见多发，在单侧或双侧乳房内同时或先后出现。形状呈圆形或椭圆形，直径大多在0.5～5cm之间，边界清楚，质地坚实，表面光滑，按之有硬橡皮球之弹性，活动度大，触诊常有滑脱感。肿块一般无疼痛，少数可有轻微胀痛，但与月经无关。一般生长缓慢，妊娠期可迅速增大，应排除恶变可能。

3.1.2　辅助检查

3.1.2.1　影像学检查

乳腺钼靶X线检查：显示病变部位边缘整齐的圆形或椭圆形致密肿块影，密度均匀，边界清楚，四周可见透亮带，偶见规整粗大的钙化点。

超声检查：检查无损伤性，可用于超声引导下乳腺肿物穿刺活检术以协助诊断。其表现为肿块呈圆形或椭圆形，边界清楚，包膜完整、光滑。有一层光滑的包膜。内部回声分布均匀，可见中、低较致密点状回声。

3.1.2.2　病理学检查

肿块切面呈灰白色或淡粉色，质韧有弹性，有完整的包膜，略呈结节状，与周围组织界限清楚，切面边缘稍外翻。本病的病理分型有向管型（管内型）纤维腺瘤、围管型（管周型）纤维腺瘤、混合型纤维腺瘤、囊性增生型纤维腺瘤、分叶型纤维腺瘤（巨型纤维腺瘤）。其分型与临床表现无明显相关性。

3.2　鉴别诊断

3.2.1　乳岩

乳岩是指发生在乳房腺上皮组织的恶性肿瘤。部位以外上象限常见。质较硬，边界不清，表面不光滑，活动度差。发展后可有酒窝征、橘皮样改变、皮肤卫星结节、皮肤受侵溃烂、炎症样改变、乳头回缩、乳头溢液、乳头湿疹样变、区域淋巴结肿大、浸润胸肌乃至胸壁。

3.2.2　乳癖

部分乳癖患者可伴有乳头溢液，常为双侧双孔溢液，以浆液性为多，偶见血性。且有乳房肿块，并有周期性乳房疼痛等症。

4　辨证

4.1　肝郁气滞证

乳房肿块较小，发展缓慢，无红热，不疼痛，推之可移；伴胸闷叹息或月经不调；舌质淡红，舌苔薄白，脉弦。

4.2 血瘀痰凝证

乳房肿块较大，坚实木硬，重坠不适；伴胸胁牵痛，烦闷急躁，或月经不调、痛经等；舌质暗红，舌苔薄腻，脉弦细或弦滑。

5 治疗

5.1 治疗原则

中医治疗原则：对多发或复发性纤维腺瘤可试用中药治疗，以散结消块为主。

西医治疗原则：手术切除。

5.2 分证论治

5.2.1 肝郁气滞证

治法：疏肝解郁，化痰散结。

主方：逍遥散（《和剂局方》）加减。

常用药：柴胡、当归、白芍、白术、茯苓、生姜、薄荷、香附、炙甘草。

5.2.2 血瘀痰凝证

治法：理气活血，化痰散结。

主方：桃红四物汤（《和剂局方》）合二陈汤（《和剂局方》）加减。

常用药：桃仁、红花、地黄、川芎、赤芍、当归、柴胡、郁金、夏枯草、牡蛎、制半夏、陈皮、茯苓、甘草。

5.3 中成药

平消胶囊：适用于乳腺良、恶性病变。

乳核散结片：适用于乳腺囊性增生病、乳痛症、乳腺纤维腺瘤。

小金丹：适用于流注初起及一切痰核、瘰疬、乳岩等。

5.4 外治法

阳和解凝膏掺黑退消或桂麝散敷贴，或以白附子或鲜蟾蜍皮外敷，或用大黄粉醋调外敷。外用药过敏者忌用。

5.5 针灸疗法

体针：常用穴位有乳根、膻中、肝俞、足三里、太冲、关元、三阴交、血海等。

5.6 推拿疗法

常用穴位有内关、公孙、三阴交、阴陵泉、蠡沟、足三里、膻中、乳根、手三里、背俞穴、太溪、阿是穴等，用揉法、点法、按法、提拿法、按揉法、振腹法等治疗。

乳　衄

1　范围

本《指南》规定了乳衄的诊断、辨证、治疗。

本《指南》适用于乳衄的诊断和治疗。

2　术语和定义

下列术语和定义适用于本《指南》。

乳衄　nipples bleeding

乳衄是指乳窍不时溢出少量血液。本病多发于40～50岁经产妇女，其特点是乳头单个或多个乳孔溢出血性液或有乳晕下单发肿块。相当于西医的"大导管内乳头状瘤"。

3　诊断

3.1　诊断要点

3.1.1　临床表现

乳头溢血，为自发性、间歇性，量少，患者常无意中发现内衣上有血渍而就医。多无特殊不适感，无肿块，仅按顺时针逐一压迫乳头根部时，见血性或浆液血性液体从相应乳孔溢出。

当肿瘤阻塞大导管时，可有乳头、乳晕区胀痛，乳头根部触及小肿块，多1～2cm大小，圆形，质软或韧，可移动，一旦积血、积液排除时，该肿块变小或消失，疼痛缓解，这类现象可反复出现。

3.1.2　辅助检查

3.1.2.1　乳腺导管内镜

乳腺导管内镜可直接观察导管腔，依据导管内隆起病变不同的特征性表现，做出诊断和定位，极大地提高了乳头溢液患者病因诊断的准确性。大导管乳头状瘤在内镜下表现为红色、淡红色、或红白黄色相间的实质性占位，表面光滑或为小颗粒状，如草莓或桑椹状突向腔内，而周围管壁光滑有弹性。

3.1.2.2　乳腺导管造影

乳腺导管造影是乳头溢液常用、可靠的检查方法之一，对乳腺大导管内乳头状瘤的诊断和定位有较高价值。造影的钼靶X线片上，可显示扩张的导管及其树状分支影，在大导管处见米粒或更大的充盈缺损。导管造影结合彩超检查，能提高该病的检出率。

3.1.2.3　乳头溢液细胞学检查

乳头溢液涂片镜检是乳头溢液常规辅助检查方法，简便价廉，但阳性率低。镜下除布满红细胞外，还可见良性上皮细胞，偶见乳头状结构。

3.1.2.4　细针吸取细胞学检查

对乳头溢血乳晕下扪及小肿块的病例，可吸取其瘤细胞或囊内液体，有助于建立诊断。但乳头状瘤细胞可呈现异型性，与乳头状癌很难鉴别，通常仍需组织病理学证实。

3.1.2.5　病理学检查

病变大导管明显扩张，内含淡黄色或棕褐色液体，腔内壁见乳头状物突出。其基本病变是导管上皮和间质增生，形成有纤维脉管束为中轴的乳头状结构。乳头状瘤细胞呈双层排列，无异型，可见肌上皮细胞和大汗腺化生。

3.2　鉴别诊断

3.2.1　乳岩

乳岩可见乳头血性溢液，其溢液多为单侧单孔，常伴明显肿块，且多位于乳晕区以外，肿块质地坚硬，活动度差，表面不光滑。

3.2.2 乳癖

部分乳癖患者可伴有乳头溢液，常为双侧多孔溢液，以浆液性为多，偶见血性。且有乳房肿块，并有周期性乳房疼痛等症。

4 辨证

4.1 肝郁火旺证

乳窍溢血鲜红或暗红，乳晕部或可扪及小肿块，胀痛；伴烦躁易怒，胸闷胁痛，失眠多梦；舌质红，舌苔薄黄，脉弦。

4.2 脾虚失统证

乳窍溢浆液血样液，乳晕部或可扪及小肿块，压痛不显；伴面色少华，神疲倦怠，多思善虑，心悸少寐，纳食不馨；舌质淡，舌苔薄白，脉细。

5 治疗

5.1 治疗原则

中医治疗原则：清肝凉血或健脾摄血。

西医治疗原则：早期手术，切除病变乳管。

5.2 分证论治

5.2.1 肝郁火旺证

治法：疏肝解郁，清热凉血。

主方：丹栀逍遥散（《内科摘要》）加减。

常用药：柴胡、当归、白芍、牡丹皮、栀子、夏枯草、制香附、小蓟、仙鹤草、甘草。

5.2.2 脾虚失统证

治法：益气健脾，养血摄血。

主方：归脾汤（《济生方》）加减。

常用药：炙黄芪、党参、当归、白术、茯苓、白芍、远志、木香、龙眼肉、炮姜、藕节炭、炙甘草。

5.3 中成药

云南白药：适用于跌打损伤，瘀血肿痛及各种出血证。

丹栀逍遥丸：适用于肝郁脾弱证。

归脾丸：适用于心脾两虚证。

5.4 其他疗法

腺段切除术：又称乳腺区段切除术、病变导管系统切除术或乳腺楔形切除术，为该病最常用的首选术式。手术范围是包含乳头状瘤的全部腺段组织。对于良性病变，本术式比较彻底，少有复发，且对乳腺外形影响较小。

如石蜡切片证实为恶性时，应根据肿瘤分期进一步治疗。

———————————

气　瘿

1　范围

本《指南》规定了气瘿的诊断、辨证、治疗。

本《指南》适用于气瘿的诊断和治疗。

2　术语和定义

下列术语和定义适用于本《指南》。

气瘿　simple goiter

气瘿是指甲状腺呈弥漫性或结节性肿大，肿块柔软无痛，无甲状腺机能亢进或甲状腺机能减退。可呈地方性分布，常为缺碘所致。相当于西医的"单纯性甲状腺肿"。

3　诊断

3.1　诊断要点

3.1.1　临床表现

甲状腺肿大开始呈弥漫性，日久可出现多发性大小不等结节；结节质地较硬，随吞咽上下移动；早期无明显不适。腺体或结节明显增大时，可压迫气管而出现呼吸困难；压迫喉返神经时，声音嘶哑；压迫上腔静脉时，出现颈部和胸前浅表静脉扩张等。地方性甲状腺肿有流行地区居住史。

3.1.2　辅助检查

3.1.2.1　实验检查

血清甲状腺激素测定：FT_3、FT_4、T_3、T_4、TSH 等基本正常。

甲状腺自身抗体测定：血清抗甲状腺过氧化酶抗体（TPOAb）、血清抗甲状腺球蛋白抗体（TgAb）正常。

血清甲状腺球蛋白（Tg）测定：Tg 水平可升高，但缺乏特异性。

3.1.2.2　影像学检查

超声检查：甲状腺弥漫性肿大或有实性、囊性结节。

甲状腺核素检查：地方性甲状腺肿，可见甲状腺摄^{131}I 率增加，但无高峰前移。有甲状腺结节者，可见甲状腺摄取和浓聚^{99}Tc^{m}O$_4$或^{131}I 不均匀。

3.1.2.3　甲状腺细针穿刺和细胞学检查

可见弥漫性的腺细胞肥大和增生，滤泡扩张；上皮细胞腔内充满胶质。

3.2　鉴别诊断

3.2.1　肉瘿

甲状腺肿块呈球状，边界清楚，质地柔韧。

3.2.2　瘿痛

有急性发病史，甲状腺肿痛，质地较硬，伴发热、吞咽疼痛等全身症状。

4　辨证

4.1　肝郁气滞证

颈前弥漫性肿大，或伴有结节大小不一，质软或韧，肿块随吞咽上下移动；急躁易怒，胸胁胀痛，善太息；舌质淡红，舌苔薄，脉沉。

4.2　肝郁脾虚证

颈前弥漫性肿大，或伴有结节大小不一，并随吞咽上下移动；气短乏力，食少腹胀，善太息；舌质淡，舌苔腻，脉濡。

5 治疗

5.1 治疗原则

中医治疗原则：以软坚散结为主。合并有甲状腺机能亢进患者，不宜食用含碘食物及药物。

西医治疗原则：地方性甲状腺肿的治疗主要是补碘。无明确碘缺乏证据者，补碘应慎重。甲状腺肿大明显时，可加用左甲状腺素（$L-T_4$）；有压迫症状者，宜手术治疗。

5.2 分证论治

5.2.1 肝郁气滞证

治法：疏肝解郁，理气散结。

主方：四海舒郁丸（《疡医大全》）加减。

常用药：青木香、陈皮、海蛤粉、海藻、昆布、海螵蛸、柴胡、青皮、枳壳、牡蛎、夏枯草。

加减：伴有结节者，加活血化瘀散结之品，如丹参、赤芍、莪术、当归等。

5.2.2 肝郁脾虚证

治法：疏肝健脾，化痰散结。

主方：四海舒郁丸（《疡医大全》）合四君子汤（《和剂局方》）加减。

常用药：青木香、陈皮、海蛤粉、海藻、昆布、海螵蛸、党参、茯苓、白术、法半夏、夏枯草、浙贝母。

加减：伴有结节者，加活血化瘀之品。

5.3 中成药

小金丸：适用于阴疽初起，皮色不变，肿硬作痛证。孕妇及过敏者禁用。

舒肝颗粒：适用于肝郁气滞证。

5.4 外治法

阳和解凝膏掺黑退消或桂麝散盖贴。外用药过敏者忌用。

5.5 针灸疗法

体针：常用穴位有曲池、尺泽、合谷、天突、天井、风池、大椎等。

肉　　瘿

1　范围

本《指南》规定了肉瘿的诊断、辨证、治疗。

本《指南》适用于肉瘿的诊断和治疗。

2　术语和定义

下列术语和定义适用于本《指南》。

肉瘿　plesh goiter, thyroid odenoma

肉瘿是瘿病中较常见的一种，其临床特点是颈前喉结一侧或两侧结块，柔韧而圆，如肉之团随吞咽动作而上下移动，发展缓慢。相当于西医的"甲状腺腺瘤或囊肿"，属甲状腺的良性肿瘤。

3　诊断

3.1　诊断要点

3.1.1　临床表现

病程缓慢，多数在数月到数年甚至更长时间。

任何年龄均可发生，但常发生于40岁以下患者，以20~40岁最为多见，男女发病率比例为1:（5~6）。

因稍有不适或无任何症状而被发现颈部肿块。肿块多为单发，圆形或椭圆形，表面光滑，边界清楚，质地韧实，与周围组织无粘连、无压痛，可随吞咽上下移动。肿瘤直径一般可数厘米，巨大者少见。巨大瘤体可产生邻近器官受压征象，但并不侵犯器官。当乳头状囊性瘤因囊壁血管破裂发生囊内出血时，肿瘤可在短期内迅速增大，局部出现胀痛；有些肿块会被逐渐吸收而缩小；有些可发生囊性变；病史较长者，往往因钙化而使瘤体坚硬；有些可发展为自主功能性腺瘤而引起甲状腺机能亢进。

3.1.2　辅助检查

3.1.2.1　实验室检查

甲状腺功能检查：一般正常。少数合并甲状腺机能亢进者可见 FT_3、FT_4 增高，称高功能或毒性腺瘤。

3.1.2.2　影像学检查

颈部 X 线正侧位摄片：若瘤体较大，可见气管受压或移位；部分瘤体可见钙化影像。甲状腺淋巴管造影显示网状结构中有圆形充盈缺损，边缘规则，周围淋巴结显影完整。

超声检查：可辨别结块实性或囊性。

放射性核素扫描：可为"温结节"，囊性者表现为"冷结节"，高自主功能性腺瘤表现为"热结节"。如肿物为实性且核素扫描为"冷结节"者，应注意腺瘤癌变可能。

3.1.2.3　病理学检查

组织穿刺细胞学检查可协助诊断。

3.2　鉴别诊断

3.2.1　甲状舌骨囊肿

肿块位于颈部正中，位置较低，常在锁骨关节上方；一般不随吞咽动作上下移动，但随伸舌动作上下移动。

3.2.2　颈痈

多位于颈部外侧，且多靠近颌部；局部白肿疼痛，随时间推移，肿块皮色转红，疼痛加重，逐渐变软，按之应指；常伴有恶寒、发热、全身不适等症状。

3.2.3 瘿痈

急性发病，颈部弥漫性肿大，色红灼热，自觉疼痛，肿块边界不清，有触痛；发病前多有上呼吸道感染病史。

4 辨证

4.1 气郁痰凝证

颈前一侧或两侧出现肿块，随吞咽动作上下移动；肿块呈圆形或卵圆形，质地柔韧，不红、不热；一般无明显全身症状，如肿块过大者可见呼吸不畅或吞咽不利；舌质淡红，舌苔薄腻，脉弦滑。

4.2 气阴两虚证

颈前一侧或两侧出现肿块，随吞咽动作上下移动；肿块呈圆形或卵圆形，质地柔韧，不红、不热；如肿块过大者可见呼吸不畅或吞咽不利；乏力口干，心悸汗出，失眠多梦，形体消瘦，消谷善饥，急躁易怒；女性可伴月经不调；舌质红，舌苔薄或少苔，脉细数无力。

5 治疗

5.1 治疗原则

本病治疗以手术为主，可配合中医药治疗。

中医治疗原则：理气解郁，化痰软坚。

西医治疗原则：由于甲状腺腺瘤有癌变的危险，且有引起甲状腺机能亢进的可能，故原则上应早期切除。

5.2 分证论治

5.2.1 气郁痰凝证

治法：理气解郁，化痰软坚。

主方：逍遥散（《和剂局方》）合海藻玉壶汤（《医宗金鉴》）加减。

常用药：柴胡、川芎、青皮、陈皮、白芍、海藻、昆布、浙贝母、制半夏、山慈菇、白术、当归。

加减：肿块质地偏硬、舌质瘀斑者，加三棱、莪术。

5.2.2 气阴两虚证

治法：益气养阴，解郁化痰。

主方：生脉散（《内外伤辨惑论》）合海藻玉壶汤（《医宗金鉴》）加减。

常用药：党参、麦冬、五味子、香附、浙贝母、制半夏、山慈菇、白芥子、川芎、当归、夏枯草、陈皮、甘草。

加减：神疲乏力明显者，加黄芪；口干明显者，加北沙参。

5.3 中成药

五海瘿瘤丸：适用于痰核瘿瘤，瘰疬，乳核等。

小金丸：适用于阴疽初起，皮色不变，肿硬作痛证。

5.4 外治法

阳和解凝膏掺黑退消或桂麝散敷贴。

5.5 针灸疗法

体针：取定喘穴，隔日针刺1次。

瘿痈

1 范围

本《指南》规定了瘿痈的诊断、辨证、治疗。

本《指南》适用于瘿痈的诊断和治疗。

2 术语和定义

下列术语和定义适用于本《指南》。

瘿痈 thyroiditis

瘿痈是瘿病中一种急性炎症性疾患。其特点是结喉两侧结块，色红灼热，疼痛肿胀，甚而化脓，常伴有发热、头痛等症状。相当于西医的"急性甲状腺炎"、"亚急性甲状腺炎"。

3 诊断

3.1 诊断要点

3.1.1 临床表现

发病前多有感冒、咽痛病史。发热、颈部肿胀多突然发生，瘿肿疼痛拒按，活动或吞咽时疼痛加重，常牵扯颌下、耳后枕部，一侧或两侧颈前结块、皮色不变，与皮肤组织不粘连，随吞咽上下活动。初起可伴有口渴、咽干、心慌、手抖、多汗；严重者可有声嘶、吞咽困难；反复发作或久治不愈者，可见神疲乏力、畏寒肢冷等症。

3.1.2 辅助检查

3.1.2.1 实验室检查

血常规：白细胞计数正常或轻度升高，中性粒细胞正常或稍高。

血沉：血沉明显增快。

甲状腺功能检查：在甲状腺机能亢进期 FT_3、TT_3、FT_4、TT_4 升高，TSH 分泌被抑制；在甲状腺机能减退期，FT_3、TT_3、FT_4、TT_4 降低，TSH 升高。

3.1.2.2 影像学检查

超声检查：早期病侧或双侧甲状腺肿大，甲状腺呈典型的片状或弥漫的低回声区，边界不清楚，形态不规则，病灶融合可形成低回声带；CDFI 显示病变甲状腺组织血流减少。中期甲状腺回声减低区开始缩小。恢复期甲状腺内低回声区基本消失，由高回声光点代之，血流轻度增加。

CT 平扫加增强扫描：病变甲状腺平扫密度较正常甲状腺组织明显降低，与邻近肌肉呈相等或更低密度，静脉注入造影剂后呈轻到中度强化，而正常甲状腺组织显著强化。

3.1.2.3 甲状腺核素检查

亚急性甲状腺炎（亚甲炎）因甲状腺滤泡遭受炎性破坏，释放大量甲状腺激素入血而出现甲状腺摄 ^{131}I 能力明显降低，同时有 FT_3、TT_3、FT_4、TT_4 升高及 TSH 降低，呈现摄 ^{131}I 能力与血清甲状腺激素水平的"分离现象"。

甲状腺同位素扫描（$^{99}Tc^mO_4$ 或 ^{131}I）：甲状腺可以摄取和浓聚 $^{99}Tc^mO_4$ 或放射性碘（^{131}I 或 ^{123}I），亚急性甲状腺炎可见甲状腺病变区呈现放射稀疏区或图像残缺。

3.1.2.4 病理学检查

甲状腺轻、中度肿大，累及包膜的轻度炎症反应与周围组织有粘连；正常甲状腺滤泡结构破坏，大量炎性细胞浸润，主要是淋巴细胞为主伴中性粒细胞及浆细胞，并形成小脓肿；胶质溢出，其周围有组织细胞和多核巨细胞包绕而形成无干酪样坏死的肉芽肿；部分滤泡上皮增生成团和间质纤维化，残留甲状腺滤泡小，胶质少。其病理为特征性多核巨细胞或肉芽肿样改变。

3.2 鉴别诊断

3.2.1 颈痈

发病在颈部两侧，初起形如鸡卵，肿痛灼热，易脓易溃。

3.2.2 锁喉痈

急性发病，颈部红肿绕喉，甚则呼吸困难，汤水难下，全身症状较危重。

4 辨证

4.1 风热痰凝证

感冒、咽痛病史；颈前结块，皮色不变，疼痛明显，瘿肿疼痛牵扯颌下、耳后或枕部，拒按；伴恶寒发热，头痛，口渴，咽干；舌质红，舌苔薄黄，脉浮数或弦滑数。

4.2 气滞痰凝证

颈前结块，皮色不变，瘿肿按之疼痛不显，轻度胀痛，疼痛牵扯颌下、耳后或枕部；舌质红，舌苔黄腻，脉弦滑。

4.3 肝郁化火证

颈前结块可伴触痛，疼痛可牵及下颌、耳后、枕部；胸闷不舒，急躁易怒，口苦咽干，胸胁隐痛，尿赤便秘；舌质红，舌苔黄，脉弦数。

4.4 阳虚痰凝证

颈前结块有紧束压迫感，皮色不变，质韧，压之微痛或不痛；畏寒肢冷，纳呆，腹部胀满，体重增加，面目浮肿，下肢沉着，小便清长；舌质淡，舌苔薄白，脉沉。

5 治疗

5.1 治疗原则

中医治疗原则：治疗以疏风清热，化痰散结为主。

西医治疗原则：症状轻者不需特殊处理。症状较重者，可配合使用抗生素。

5.2 分证论治

5.2.1 风热痰凝证

治法：疏风清热化痰。

主方：牛蒡解肌汤（《疡科心得集》）加减。

常用药：牛蒡子、薄荷、荆芥、连翘、栀子、牡丹皮、石斛、玄参、夏枯草。

5.2.2 气滞痰凝证

治法：疏肝理气，化痰散结。

主方：柴胡疏肝散（《景岳全书》）加减。

常用药：陈皮、柴胡、川芎、枳壳、白芍、炙甘草、香附。

5.2.3 肝郁化火证

治法：清肝泻火解郁。

主方：柴胡清肝汤（《医宗金鉴》）加减。

常用药：当归、白芍、川芎、柴胡、黄芩、栀子、天花粉、防风、牛蒡子、连翘、甘草。

5.2.4 阳虚痰凝证

治法：温阳散寒，化痰通滞。

主方：阳和汤（《外科全生集》）加减。

常用药：熟地黄、肉桂、麻黄、鹿角胶、白芥子、姜炭、甘草。

5.3 中成药

板蓝根颗粒：适用于热毒壅盛证。

夏枯草膏：适用于头痛，眩晕，瘰疬，瘿瘤，乳痈肿痛；甲状腺肿大，淋巴结结核，乳腺增生症。

5.4 外治法

太乙膏、金黄散、青敷膏敷贴，每日 1 次。对外用药过敏者，应忌用。

5.5 针灸疗法

体针：常用的穴位有合谷、内关、神门、交感等。

尿 石 症

1 范围

本《指南》规定了尿石症的诊断、辨证、治疗。

本《指南》适用于尿石症的诊断和治疗。

2 术语和定义

下列术语和定义适用于本《指南》。

尿石症 urolithasis

尿石症以疼痛、血尿为临床特点，是泌尿外科常见疾病之一。相当于西医的"肾结石"、"输尿管结石"、"膀胱结石"和"尿道结石"。

3 诊断

3.1 诊断要点

3.1.1 临床表现

3.1.1.1 上尿路结石

上尿路结石包括肾和输尿管结石，典型的临床症状是突然发作的肾或输尿管绞痛和血尿。其程度与结石的部位、大小及移动情况等有关。绞痛发作时疼痛剧烈，患者可出现恶心、呕吐、冷汗、面色苍白等症状。疼痛为阵发性，并沿输尿管向下放射至下腹部、外阴部和大腿内侧。检查时，肾区有叩击痛或压痛。结石较大或固定不动时，可无疼痛，但常伴有肾积水或感染。绞痛发作后出现血尿，多为镜下血尿，肉眼血尿较少，或有排石现象。有时活动后镜下血尿是上尿路结石唯一的临床表现。

结石合并感染时，可有尿频、尿急、尿痛；伴发急性肾盂肾炎或肾积脓时，可有发热、畏寒、寒战等全身症状。

双侧上尿路结石或孤肾伴输尿管结石引起完全梗阻时，可导致无尿。

3.1.1.2 膀胱结石

膀胱结石的典型症状为排尿中断，并引起疼痛，放射至阴茎头和远端尿道。多数患者平时有排尿不畅、尿频、尿急、尿痛和终末血尿。前列腺增生继发膀胱结石时，排尿困难加重；结石位于膀胱憩室内时，多有尿路感染的表现。

3.1.1.3 尿道结石

主要表现为排尿困难、排尿费力，呈点滴状，或出现尿流中断及急性尿潴留。排尿时疼痛明显，可放射至阴茎头部，后尿道结石可伴有会阴和阴囊部疼痛。

3.1.2 辅助检查

3.1.2.1 实验室检查

尿常规检查常能见到肉眼或镜下血尿；伴感染时，可见脓尿。有时可有晶体尿。感染性尿结石者，尿细菌培养可呈阳性。当临床怀疑尿路结石与代谢状态有关时，应酌情测定血、尿的钙、磷、尿酸、草酸等的含量，必要时作钙负荷试验。此外，应作肾功能测定。

3.1.2.2 影像学检查

超声检查：检查简便、经济、无创伤，可以发现2mm以上X线阳性及阴性结石。此外，还可了解结石以上尿路的扩张程度，间接了解肾实质和集合系统的情况。对膀胱结石，超声检查能够同时观察膀胱和前列腺，寻找结石形成的诱因和并发症，但对输尿管中下段结石的敏感性较低。可作为泌尿系结石的常规检查方法，尤其在肾绞痛时可作为首选方法。

腹平片：可以发现90%左右X线阳性结石，能够确定结石的位置、形态、大小和数量，并初步提示结石的化学性质，可作为结石检查的常规方法。单纯性尿酸结石和黄嘌呤结石能够透过X线（X

46

线阴性）；胱氨酸结石的密度低，在尿路平片上的显影比较淡。

静脉尿路造影：应该在尿路平片的基础上进行，其价值在于了解尿路的解剖，确定结石在尿路的位置，发现尿路平片上不能显示的 X 线阴性结石，鉴别平片上可疑的钙化灶。此外，还可了解肾脏的功能，确定肾积水程度。在一侧肾脏功能严重受损或使用普通剂量造影剂而肾脏不能显影的情况下，采用加大造影剂剂量（双剂量或大剂量）或延迟拍片的方法，往往可达到肾脏显影的目的。但在肾绞痛发作时，由于急性尿路梗阻会导致尿路不显影或显影不良，故给结石的诊断带来困难。

CT 扫描：CT 诊断结石的敏感性比尿路平片及静脉尿路造影高，尤其适用于急性肾绞痛患者的诊断，可作为 X 线检查的重要补充。

逆行或经皮肾穿刺造影：仅用于静脉尿路造影不显影或显影不良，以及怀疑是 X 线阴性结石、需作进一步的鉴别诊断。

磁共振水成像：对于不适合做静脉尿路造影（如造影剂过敏、严重肾功能损害、儿童和孕妇等）及上尿路梗阻的患者，可考虑采用。

放射性核素：可以显示泌尿系统的形态，提供肾脏血流灌注、肾功能及尿路梗阻等信息，对手术方案的选择及手术疗效的评价具有一定价值。此外，肾动态显影还可用于评估体外冲击波碎石对肾功能的影响。

3.2 鉴别诊断

3.2.1 阑尾炎

以转移性右下腹痛为主症，麦氏点压痛，可有反跳痛或肌紧张。经腹平片和 B 超检查即可鉴别。

3.2.2 胆绞痛

表现为右上腹疼痛且牵引背部作痛，疼痛不向下腹及会阴部放射，墨菲征阳性。经腹部 X 线平片、B 超及血、尿常规检查，两者不难鉴别。

3.2.3 肾结核

临床表现以膀胱刺激症状为主，X 线表现出典型的结核图像，即可确立肾结核的诊断。平片可见肾外形增大或呈分叶状，尿液结核杆菌、结核菌素试验有助于本病的诊断。

4 辨证

4.1 湿热蕴结证

腰痛或小腹痛，或尿流突然中断，尿频，尿急，尿痛，小便浑赤，或为血尿，口干欲饮；舌质红，舌苔黄腻，脉弦数。

4.2 气血瘀滞证

发病急骤，腰腹胀痛或绞痛，疼痛向外阴部放射，尿频，尿急，尿痛，小便黄或赤；舌质暗红或有瘀斑，脉弦或弦数。

4.3 肾气不足证

结石日久，留滞不去，腰部胀痛，时发时止，遇劳加重，疲乏无力，尿少或频数不爽，或面部轻度浮肿；舌质淡，苔薄白，脉细无力。

4.4 肾阴亏虚证

腰腹隐痛，便干尿少，头晕目眩，耳鸣，心烦咽燥，腰膝酸软；舌质红，舌苔少，脉细数。

5 治疗

5.1 治疗原则

中医治疗原则：以排石、止痛为主。排石治疗适用于直径小于 1cm、外形光滑无尿路梗阻和感染且肾功能良好者。

西医治疗原则：当疼痛不能被药物缓解或结石直径大于 1cm 时，应考虑采取其他治疗措施。

5.2 分证论治

5.2.1 湿热蕴结证

治法：清热利湿，通淋排石。

主方：三金排石汤（经验方）加减。

常用药：海金沙、金钱草、鸡内金、石韦、冬葵子、滑石、车前子、黄柏、川牛膝、甘草梢。

5.2.2 气血瘀滞证

治法：理气活血，通淋排石。

主方：金铃子散（《素问病机气宜保命集》）合石韦散（《普济方》）加减。

常用药：川楝子、延胡索、赤芍、白术、滑石、冬葵子、瞿麦、石韦、川木通、王不留行、当归、炙甘草。

5.2.3 肾气不足证

治法：补肾益气，通淋排石。

主方：济生肾气丸（《济生方》）加减。

常用药：熟地黄、山茱萸、牡丹皮、山药、茯苓、泽泻、肉桂、附子、川牛膝、车前子。

加减：可酌加黄芪、金钱草、海金沙、鸡内金、丹参、穿山甲等。

5.2.4 肾阴亏虚证

治法：滋阴补肾，通淋排石。

主方：六味地黄丸（《小儿药证直诀》）加减。

常用药：熟地黄、山药、山茱萸、茯苓、泽泻、黄精、女贞子、牡丹皮、川牛膝、广金钱草、车前子。

5.3 中成药

排石颗粒：适用于下焦湿热证。

琥珀消石冲剂：适用于湿热瘀结证。

5.4 针灸疗法

体针：常用穴位有肾俞、水道、三阴交、膀胱俞、中极、关元、阳陵泉、太溪、命门、阿是穴、足三里、京门。

5.5 其他疗法

体外冲击波碎石术：利用体外冲击波聚焦后击碎体内的结石，并使其随尿液排出体外。

外科手术：经皮肾镜取石或碎石术、输尿管镜取石或碎石术、开放手术（肾盂切开取石术、肾实质切开取石术、肾部分切除术、肾切除术、输尿管切开取石术、耻骨上膀胱切开取石术）等。

_____

胆 石 症

1 范围

本《指南》规定了胆石症的诊断、辨证、治疗。

本《指南》适用于胆石症的诊断和治疗。

2 术语和定义

下列术语和定义适用于本《指南》。

胆石症 cholelithiasis

胆石症是指胆道系统（包括胆囊与胆管）的任何部位发生结石的疾病。根据其临床表现和文献描述，属于"胆胀"、"胁痛"、"腹痛"、"黄疸"等范畴。相当于西医的"胆道结石"。

3 诊断

3.1 诊断要点

3.1.1 临床表现

胆石症的临床表现与胆石的大小、位置、是否发生嵌顿梗阻和梗阻程度，以及有无并发症等诸多因素有关。

约半数以上的单纯性胆囊结石患者可无症状，有些病例仅在体检或尸检时才被发现。

剑突下或右上腹部隐痛、胀痛、绞痛，或右腰背部不适及右肩背牵涉痛，可有餐后上腹饱胀、嗳气、打呃、消化不良等症状。多在进食油腻食物后症状明显，或伴恶心呕吐、发热寒战和黄疸等症状，可有胆绞痛及急性胆囊炎发作史。

多有剑突下或右上腹压痛、肌紧张，可扪及肿大之胆囊或肝脏，并有触痛。

3.1.2 辅助检查

3.1.2.1 实验室检查

肝外胆管结石患者血白细胞及中性粒细胞计数增高，血胆红素定量（多为直接反应胆红素）增高；肝功能有不同程度损害。病程长者有贫血、低蛋白血症。尿三胆中尿胆红素可升高。

3.1.2.2 影像学检查

B超检查：提示胆囊炎、胆囊结石，或胆总管扩张、胆总管内有结石，或肝内胆管结石。

必要时，可行胆道造影、经皮穿刺胆道造影、经内镜逆行胰胆管造影、CT等检查，有助于诊断。

3.1.2.3 其他检查

手术及病理检查可明确诊断。

3.2 鉴别诊断

3.2.1 先天性胆管扩张症

先天性胆管扩张症可发生于肝内、肝外胆管的任何部位，因好发于胆总管，曾称之为先天性胆总管囊肿。可有右胁下痛、发热、呕恶、黄疸等症状，与胆石症发作很相似，B超和ERCP检查可资鉴别。

3.2.2 胃十二指肠溃疡合并穿孔

胃十二指肠溃疡穿孔是常见的外科急腹症。临床表现以骤然胃脘部痛如裂，随即延至全腹，腹肌紧张呈板状腹。腹部平片可见膈下游离气体。腹腔穿刺有淡黄色浑浊液或食物残渣等可资鉴别。

3.2.3 急性胰腺炎

按病理分类，本病可分为急性水肿性胰腺炎和急性出血坏死性胰腺炎。在我国，胆道疾病是急性胰腺炎最常见的致病危险因素。急性胰腺炎临床表现为脘腹持续剧痛，左侧为甚，范围较广，伴恶心、呕吐，血、尿淀粉酶升高。B超检查可协助鉴别。

3.2.4 肝脓肿

肝脓肿是指肝受感染后，因未及时或正确处理而形成脓肿，属中医学"肝痈"范畴。临床表现为右胁腹疼痛、发热、呕恶，尤以发热、寒战明显，B超、CT检查可资鉴别。

3.2.5 胆道蛔虫病

胆道蛔虫病，多发生在青少年和儿童，农村发病率高于城市，属中医学"蛔厥"范畴。临床表现为心下钻顶样疼痛，时作时休，发作时辗转不安，痛休止时复如常人。单纯性胆道蛔虫病查体时腹肌软，仅在剑突下或稍右方有轻度深压痛。若并发胆道感染、胰腺炎、肝脓肿时，则会出现相应体征。B超、经内镜逆行胰胆管造影检查可协助诊断。

4 辨证

4.1 肝胆气郁证

右上腹隐痛，胀闷不适，走窜不定，痛引肩背，疼痛与情志变化有关；伴纳差、口苦，郁闷、善太息；舌质淡，舌苔薄白或微黄，脉弦。

4.2 肝阴不足证

胁下胀满或隐痛，痛势绵绵，肩背部放射痛，进食油腻后加重；头目眩晕，口苦，咽干引饮，纳谷不香，心中烦热，乏力，妇女可见经少而淡；舌尖红有刺或有裂纹，舌苔少或无苔，脉细数。

4.3 肝胆湿热证

起病急骤，胁脘绞痛，腹肌强直，拒按，可触及痛性包块；发热或寒热往来，口黏苦，恶心呕吐，不思饮食，肌肤颜色黄似橘色，大便干结，小便黄赤；舌质红，舌苔黄腻，脉弦滑或滑数。

4.4 肝胆血瘀证

右胁隐痛或刺痛，痛连肩背，痛有定处，疼痛拒按，入夜尤甚；进食油腻加重，面色晦暗；舌质暗或有瘀斑或舌下脉络青紫，脉细涩或结代。

4.5 脓毒内攻证

脘胁疼痛较重，痛引肩背，腹肌强直，腹部压痛拒按或有包块；高热烦躁，神昏谵语，皮肤瘀斑、鼻衄、齿衄，口干咽苦，恶心呕吐，面赤或全身深黄色，大便干结，小便黄赤，四肢厥冷，脉微欲绝；舌质红绛或有瘀斑，舌苔黄干、灰黑或无苔，脉弦涩。

5 治疗

5.1 治疗原则

中医治疗原则：疏肝利胆，和降通腑。

西医治疗原则：无症状的胆石症以中西药非手术治疗为主，伴梗阻性黄疸者应及早手术或内窥镜取石引流。

胆囊结石见胆囊积水积脓或并发急性坏死性胆囊炎或胆囊穿孔时，可行手术治疗。

肝内外胆管结石手术治疗原则：术中尽可能取尽结石；解除胆道狭窄和梗阻，去除感染灶；术后保持胆汁引流通畅，预防胆石症复发。

5.2 分证论治

5.2.1 肝胆气郁证

治法：疏肝理气，利胆排石。

主方：柴胡疏肝散（《景岳全书》）加减。

常用药：柴胡、陈皮、川芎、白芍、枳壳、甘草、香附、金钱草、郁金、川楝子、鸡内金。

5.2.2 肝阴不足证

治法：养阴柔肝，疏肝利胆。

主方：养肝宁胆汤（经验方）加减。

常用药：地黄、茵陈、虎杖、山楂、麦芽、枸杞子、大黄、北沙参、川楝子。

5.2.3 肝胆湿热证

治法：清肝利胆。

主方：茵陈汤（《伤寒论》）合大柴胡汤（《伤寒论》）加减。

常用药：茵陈、栀子、大黄、柴胡、枳实、黄芩、半夏、白芍、赤芍、生姜、大枣。

5.2.4 肝胆血瘀证

治法：行气止痛，活血化瘀。

主方：膈下逐瘀汤（《医林改错》）加减。

常用药：五灵脂、延胡索、牡丹皮、枳壳、三七、大黄、牛膝、赤芍、龙胆、川楝子、木香。

5.2.5 脓毒内攻证

治法：泻火解毒，清肝利胆。

主方：茵陈汤（《伤寒论》）合黄连解毒汤（《外台秘要》）加减。

常用药：茵陈、栀子、大黄、黄连、黄柏、黄芩、玄参、麦冬、石斛、人参、附子。

5.3 中成药

胆康片：适用于急慢性胆囊炎，胆道结石等胆道疾病。

利胆排石片：适用于湿热蕴毒，腑气不通证。

5.4 外治法

肛滴疗法：用大承气汤加莱菔子、延胡索、郁金、金银花、蒲公英、茵陈、金钱草、柴胡，水煎浓缩至200ml。采用普通灌肠法，将药液注入肛门内约15cm，以每分钟20～30滴速度缓慢滴入。

5.5 针灸疗法

体针：常用穴位有胆俞、中脘、足三里、胆囊穴、阳陵泉、合谷、曲池、内关、至阳等。

肠 梗 阻

1 范围

本《指南》规定了肠梗阻的诊断、辨证、治疗。

本《指南》适用于肠梗阻的诊断和治疗。

2 术语和定义

下列术语和定义适用于本《指南》。

肠梗阻 intestinal obstruction

肠梗阻是以肠内容物不能顺利通过肠道为特征的疾病，是外科常见急腹症之一。属中医的"关格"范畴。

3 诊断

3.1 诊断要点

3.1.1 临床表现

腹痛：腹部阵发性走窜痛、腹痛发作时有肠鸣音亢进或气过水声。若腹痛变为持续性，一般解痉药不能控制时，应考虑有肠绞窄的可能。

呕吐：早期为反射性呕吐，吐出物为所进食物和胃液。其后的呕吐与梗阻部位及程度有密切的关系。高位小肠梗阻的呕吐物主要为胃、十二指肠液和胆汁，低位小肠梗阻的呕吐物有臭味，而结肠梗阻呕吐出现较晚或不明显。

腹胀：腹胀程度与梗阻部位有关。高位梗阻腹胀不明显，低位梗阻和麻痹性梗阻腹胀明显，而闭袢性梗阻可出现不对称的腹胀。

停止排气和排便：这是由于肠道梗阻所致。但高位梗阻或部分性梗阻，以及某些绞窄性肠梗阻，如肠套叠、肠系膜血管栓塞等可出现少量排气或排便或有血性黏液便。

3.1.2 辅助检查

3.1.2.1 实验室检查

单纯性梗阻时，白细胞计数不高或轻度升高；但绞窄性梗阻时，白细胞计数明显升高。由于呕吐脱水，可出现血红细胞及血红蛋白增高，表示血液浓缩的程度。严重呕吐、脱水伴休克者，应检查动脉血气分析、二氧化碳结合力，以及血清钾、钠、氯等电解质含量和肝肾功能。

3.1.2.2 影像学诊断

3.1.2.2.1 X线检查

腹平片：肠管的气液平面是肠梗阻特有的X线表现。这是由于梗阻近端肠腔内积存的气体和液体分离扩张所形成，一般小肠扩张多在3cm以上，而结肠扩张则在6cm以上时才有意义。由于肠腔内积存肠液和大量充气，可显示肠黏膜皱襞形态，并能估计梗阻的位置。

钡剂灌肠：在考虑有结肠梗阻或病变时，可进行此项检查，如肠套叠、盲肠或乙状结肠扭转、结肠癌梗阻等。在回结肠或结肠套叠时，可见套入的对比剂衬托头部呈新月形或杯口状阴影。乙状结肠扭转时，钡柱之前端呈圆锥形或鹰嘴状狭窄影像。结肠癌引起梗阻时，可见充盈缺损或肠腔狭窄。

3.1.2.2.2 超声检查

有助于了解肠管积液扩张的情况，判断梗阻的性质和部位，观察腹水及梗阻原因。临床符合率可达80%以上。

90%的肠梗阻患者经B超可见梗阻部位以上的肠管有不同程度的扩张，管径增宽，小肠肠管内径多超过3cm，结肠肠管内径多大于6cm；管腔内有形态不定的强回声光团和无回声的液性暗区，表明有液体和气体积存；梗阻近端肠管扩张并出现频繁蠕动，伴有液体无回声及气体点状回声游动、往返流动及旋涡状流动；梗阻部位的肠管蠕动可减弱或消失。

B超对诊断绞窄性肠梗阻有一定意义。如B超显示肠管明显扩张，梗阻肠管内液体双向流动停止，肠黏膜皱襞消失，大量腹腔积液，肠蠕动功能丧失，常提示梗阻程度严重。肠蠕动功能丧失，可能发生绞窄性肠梗阻或肠坏死。

3.2 鉴别诊断

3.2.1 机械性肠梗阻和动力性肠梗阻的鉴别

机械性肠梗阻往往有肠管器质性病变，如粘连、肠腔狭窄、外在压迫等，一般具有典型的"痛、呕、胀、闭"症状；而动力性肠梗阻多有精神障碍、脊髓病变、服用大量阿片类药物、腹腔炎症等因素，其中麻痹性梗阻无阵发性腹痛、腹胀、肠音消失，而痉挛性则相反。

3.2.2 单纯性肠梗阻和绞窄性肠梗阻的鉴别

当肠梗阻有下列临床表现时，应考虑到绞窄性肠梗阻的可能：腹痛发作急骤、剧烈，呈持续性并阵发性加重；呕吐出现早而频繁，呕吐物为血性或肛门排出血性液体，或腹穿抽出血性液体；早期出现脉率加快，体温升高，白细胞增高，甚至出现休克；腹膜刺激征明显且固定，肠鸣音由亢进变为减弱，甚至消失；腹胀不对称，有局部隆起或触及孤立胀大的肠袢；影像检查可见孤立胀大的肠袢，位置固定，不随时间改变，或肠间隙增宽，提示有腹腔积液；经积极非手术治疗后，症状体征无明显改善。

3.2.3 高位肠梗阻和低位肠梗阻的鉴别

高位小肠梗阻的特点是呕吐发生早而频繁，腹胀不明显；低位小肠梗阻的特点是腹胀明显，呕吐出现晚而次数少，并可吐出粪样物。结肠梗阻与低位小肠梗阻的临床表现相似，通过X线检查有助于鉴别。

3.2.4 完全性肠梗阻和不完全性肠梗阻的鉴别

完全性肠梗阻呕吐频繁，如为低位梗阻则腹胀明显，完全停止排气排便；不完全性肠梗阻，呕吐与腹胀都较轻或无呕吐，尚有少量排气排便。

3.2.5 肠梗阻病因的鉴别

要结合年龄、病史、体检及影像学检查等几方面因素综合分析，一般不难找到梗阻的原因。例如新生儿肠梗阻多为先天性畸形所致，三岁以下幼儿以肠套叠为多见；如有手术或腹腔炎症疾病史者，多为肠粘连或粘连所致肠梗阻；如有结核史，梗阻可能由结核所致；有心血管疾病的患者，尤其是心瓣膜病变患者要考虑到栓子脱落所致肠系膜血管栓塞的可能性，亦称作"肠卒中"。突然发生绞窄性肠梗阻，应考虑肠系膜血管病变的可能；青壮年以小肠扭转多见；老年人以肿瘤、乙状结肠扭转或粪块性肠梗阻多见。

4 辨证

4.1 痞结证

由于肠腑痞塞不通，气机停滞，运化失职所致，属正盛邪轻阶段。临床表现腹胀腹痛较轻，无腹膜刺激征，一般情况好；舌质淡，舌苔薄，脉弦。相当于无血运障碍的单纯性肠梗阻。

4.2 瘀结证

由于肠腑血瘀，上下不通，属正盛邪实阶段。临床表现较痞结证为重，如腹痛、腹胀加重，可有轻度腹膜刺激征；舌质暗，脉弦数。相当于早期或轻度血运障碍的各种急性肠梗阻。

4.3 疽结证

发展到晚期阶段，由于肠腑疽结，肠管有明显血运障碍，肠管坏死，并发休克，属正衰邪陷阶段。临床特点为患者周身情况差，脉细数无力，体温高，腹胀及腹膜刺激征明显加重，甚至有中毒性休克。相当于晚期绞窄性肠梗阻。

5 治疗

5.1 治疗原则

解除局部梗阻和纠正因梗阻引起的全身生理紊乱。包括纠正水、电解质和酸碱平衡的紊乱，积极预防感染和有效的胃肠减压。

5.2 分证论治

5.2.1 痞结证

治法：通里攻下，行气止痛。

主方：复方大承气汤（经验方）加减。

常用药：莱菔子、厚朴、枳实、大黄、芒硝。

5.2.2 瘀结证

治法：活血化瘀，通里攻下。

主方：桃仁承气汤（《伤寒论》）加减。

常用药：桃仁、当归、赤芍、红花、厚朴、大黄、芒硝。

5.2.3 疽结证

立即手术治疗。

5.3 外治法

中药复方大承气汤 200～400ml 保留灌肠治疗。

5.4 针灸疗法

体针：以中脘、天枢、足三里、内庭为主穴。呕吐重者加上脘，腹胀重者加次髎、大肠俞，发热者加曲池，上腹痛者加内关、章门，小腹痛者加气海、关元。重刺激手法，或用电针，留针半小时至1小时。

穴位注射：可选用新斯的明，两侧足三里各注射0.25mg，或生理盐水各注入5ml。

耳针：交感、大肠、小肠。

5.5 推拿疗法

患者取仰卧位，先在腹部涂以滑石粉，再以轻柔手法由剑突向右下腹的方向抚摸2～3分钟，然后绕腹部四周推，一定要向扭转的相反方向进行推拿，否则加重扭转。小肠或盲肠扭转时，由左下腹经脐向右下腹推拿；乙状结肠扭转时，应视其方向扭转，或由右下腹经脐向左下腹推拿或由左下腹经脐向右下腹推拿。并可配合颠簸疗法。

5.6 其他疗法

颠簸疗法：患者取膝肘卧位，加大膝肘间的距离，充分暴露下腹部。术者立于患者一侧或虚骑其上，两手合抱于患者腹下，术者抬起患者腹部后突然放松手，逐渐加重颠簸，重点在脐部和脐下部。如果腹胀明显，可先左右摇晃腹部，随后上下颠簸。每次连续3～5分钟，休息1～2分钟，至少进行3～4次。如扭转复位，常在1～2次颠簸后即有松快感，症状减轻；如果颠簸后无便意，可予中药攻下，或针刺足三里、天枢穴。

手术治疗：手术术式包括肠粘连松解术、肠扭转复位术、肠套叠复位术、肠切除术、肠排列术、肠短路手术、肠造口术等。

冻　疮

1　范围

本《指南》规定了冻疮的诊断、辨证、治疗。

本《指南》适用于冻疮的诊断和治疗。

2　术语和定义

下列术语和定义适用于本《指南》。

冻疮　chilblain

冻疮是人体遭受寒邪侵袭所引起的局部或全身性损伤，临床上以暴露部位的局部冻疮为常见。

3　诊断

3.1　诊断要点

3.1.1　临床表现

好发人群：以儿童、妇女多见。此外，平时手足多汗，或长期慢性病气血衰弱者，或室外潮湿工作者，或有低温环境下停留时间较长者也易发病。

好发部位：主要发生在手足、耳郭、面颊等暴露部位，多呈对称性，有些患者可见于鼻尖。

局部性冻疮：轻者受冻部位先有寒冷感和针刺样疼痛，皮肤发凉呈苍白色，继而出现红肿硬结或斑块，自觉灼痛、麻木、瘙痒；重者受冻部位皮肤呈灰白、暗红或紫色，并有大小不等的水疱或肿块，疼痛剧烈，或局部感觉消失。如果出现紫色血疱，势将腐烂，溃后渗液、流脓，甚至形成溃疡。严重的可导致肌肉、筋骨损伤。

根据冻疮复温解冻后的损伤程度，可将其分为三度：

Ⅰ度（红斑性冻疮）：损伤在表皮层。局部皮肤红斑、水肿，自觉发热、瘙痒或灼痛。

Ⅱ度（水疱性冻疮）：损伤达真皮层。皮肤红肿更加显著，有水疱或大疱形成，疱液呈黄色或为血性。疼痛较重，对冷、热、针刺不敏感。

Ⅲ度（坏死性冻疮）：损伤达皮肤全层，严重者可深及皮下组织、肌肉、骨骼。初似Ⅱ度冻疮，但水疱液为血性，继而皮肤变黑，直至出现干性坏疽。皮温极低，触之冰冷，痛觉迟钝或消失。或坏死组织周围水肿，疼痛明显。若坏死区域波及肌肉、骨骼甚至整个肢体时，局部则完全丧失感觉和运动能力。

全身性冻伤：有严重冷冻史。初起寒战，体温逐渐降低，随着体温下降，患者出现疼痛性发冷，知觉迟钝，疲乏，肌张力减退，麻痹，步履蹒跚，视力或听力减退，意识模糊，幻觉，嗜睡，不省人事，瞳孔散大，对光反应减弱，脉搏细弱，呼吸变浅，逐渐陷入僵硬和假死状态。如不及时救治，易致死亡。

3.1.2　辅助检查

出现湿性坏疽或合并肺部感染时，白细胞总数和中性粒细胞百分比增高；创面有脓液时，可作脓液细菌培养及药敏试验；Ⅲ度冻疮怀疑有骨坏死时，可行X线检查。

3.2　鉴别诊断

3.2.1　类丹毒

多见于肉类和渔业的工人，在手指和手背出现局限性的深红色或青紫斑，肿胀明显，有阵发性疼痛和瘙痒，呈游走性，很少超过腕部。一般2周左右自行消退，无溃烂。

3.2.2　多形性红斑

多发于春、秋两季，以手、足、面部及颈旁多见，皮损为风团样丘疹或红斑，颜色鲜红或紫暗，中心部常发生重叠水疱，形成特殊的"虹膜状"皮损。常伴有发热、关节疼痛等症状。

3.2.3　血栓闭塞性脉管炎

坏疽期血栓闭塞性脉管炎的局部表现与冻疮所致肢体末端坏疽溃疡相似，但若结合病史、典型症状、体征及有关检查则不难鉴别。前者在肢体坏死脱落或溃疡形成之前有典型的间歇性跛行史，且伴剧烈疼痛；体检足背、胫后动脉，可见搏动减弱或消失。而冻疮有受冻史，局部以麻木痒痛或水疱等为主要伴随症状。

4　辨证

4.1　寒凝血瘀证

局部麻木冷痛，肤色青紫或暗红，肿胀结块，或有水疱，瘙痒，手足清冷；舌质淡，舌苔白，脉沉或沉细。

4.2　寒盛阳衰证

时时寒战，四肢厥冷，蜷卧嗜睡，感觉麻木，幻觉幻视，呼吸微弱，甚则神志不清；舌质淡，舌苔白，脉微欲绝。

4.3　瘀滞化热证

疮面溃烂流脓，四周红肿灼热，疼痛喜冷，或患处筋骨暴露；伴发热，口渴；舌质红，舌苔黄，脉数。

4.4　气虚血瘀证

神疲体倦，气短懒言，面色少华，疮面不敛，疮周暗红漫肿、麻木；舌质淡或有瘀斑，舌苔白，脉细弱或虚大无力。

5　治疗

5.1　治疗原则

中医治疗原则：温通散寒，补阳活血。Ⅰ、Ⅱ度冻疮以外治为主；Ⅲ度冻疮应内外合治；全身性冻疮应立即抢救复温，忌用直接火烘或暴热解冻之法。

西医治疗原则：采取综合治疗方法，防止和减少伤残，最大限度地保留有生活能力的组织和患肢功能。

5.2　分证论治

5.2.1　寒凝血瘀证

治法：温经散寒，祛瘀通脉。

主方：当归四逆汤（《伤寒论》）或桂枝加当归汤（经验方）加减。

常用药：桂枝、白芍、细辛、当归、生姜、大枣、通草、甘草、丹参、红花、黄芪。

5.2.2　寒盛阳衰证

治法：回阳救逆，温通血脉。

主方：四逆加人参汤（《伤寒论》）或参附汤（《世医得效方》）加减。

常用药：人参、附子、干姜、甘草、肉桂、黄芪、龙骨、牡蛎。

5.2.3　瘀滞化热证

治法：清热解毒，活血止痛。

方药：四妙勇安汤（《验方新编》）加减。

常用药：金银花、玄参、当归、川芎、丹参、赤芍、连翘、蒲公英、紫花地丁、甘草。

5.2.4　气虚血瘀证

治法：益气养血，祛瘀通脉。

主方：人参养荣汤（《和剂局方》）或八珍汤（《正体类要》）合桂枝汤（《伤寒论》）加减。

常用药：党参、白术、炙黄芪、炙甘草、陈皮、桂枝、当归、熟地黄、五味子、茯苓、白芍、大枣、生姜。

5.3　中成药

回阳通络丸：适用于冻疮阳气衰弱，瘀滞筋脉证。

养血荣筋丸：适用于冻疮、跌打损伤日久引起的筋骨疼痛、肢体麻木等症。

八珍丸：适用于冻疮日久，气血两虚证。

十全大补丸：适用于气血虚弱证。

5.4　外治

Ⅰ、Ⅱ度冻疮：用10％胡椒酒精浸液（取胡椒粉10g，加95％酒精至100ml，浸7天后取上清液）外涂，每日数次；或以红灵酒或生姜辣椒酊（生姜、干辣椒各60g，放入95％酒精300ml内，浸泡10天，去渣贮瓶备用）外擦，轻柔按摩患处，每日2～3次，用于红肿痛痒未溃烂者；或用冻伤膏或阳和解凝膏外涂，或用云南白药酒调外敷患处，每日3次。有水疱的Ⅱ度冻疮，应在局部消毒后用无菌注射器抽出疱液，或用无菌剪刀在水疱低位剪一小口，放出疱液，外涂冻伤膏、红油膏或生肌白玉膏等。

Ⅲ度冻疮：用75％酒精或碘酊消毒患处及周围皮肤。有水疱或血疱者，经注射器抽液后用红油膏纱布包扎保暖；有溃烂时，用红油膏掺九一丹外敷；腐脱新生时，用红油膏掺生肌散或生肌玉红膏外敷。局部坏死严重者，可配合手术修切；肢端全部坏死或湿性坏疽危及生命时，可行截肢（趾、指）术。

5.5　针灸疗法

体针：病变在面及耳部，取阿是穴；病变在手部，取阳池、阳溪、合谷、外关、中渚；病变在足部，取解溪、通谷、公孙。平补平泻，留针5～15分钟，阿是穴放血少许，隔日1次。

灸法：点燃艾条，直接灸患处，每日3～5次，1～2个月为1个疗程。或将0.5cm厚鲜姜置红肿上，点燃艾炷，隔姜灸，每次3～5壮，每日1次。

5.6　其他疗法

严重全身性冻疮患者必须立即采取急救措施，迅速使患者脱离寒冷环境。首先脱去冰冷潮湿的衣服、鞋袜（如衣服、鞋袜连同肢体冻结者，不可勉强，以免造成皮肤撕脱，可立即浸入40℃左右温水中，待融化后脱下或剪开）。必要时，施行人工呼吸和抗休克等对症处理。对冻僵患者立即施行局部或全身快速复温，用40℃左右恒热温水浸泡伤肢或浸泡全身，使局部在20分钟、全身30分钟内体温迅速提高至接近正常，以指（趾）甲床出现潮红有温热感为止，不宜过久。

复温后立即离开温水，覆盖保暖。可给予姜汤、糖水、茶水等温热饮料，亦可少量饮酒及含酒饮料，以促进血液循环，扩张周围血管。必要时静脉输入加温（不超过37℃）的葡萄糖溶液、低分子右旋糖酐和能量合剂等，以纠正血循环障碍和血糖不足，维持水与电解质平衡，并供给热量。早期复温过程中，严禁使用雪搓、火烤、冷水浴等方法。患者已进入温暖环境，可少量饮酒，以助周围血管扩张。急救时，如一时无法获得热水，可将冻肢置于救护者怀中或腋下复温。

烧　伤

1　范围

本《指南》规定了烧伤的诊断、辨证、治疗。

本《指南》适用于烧伤的诊断和治疗。

2　术语和定义

下列术语和定义适用于本《指南》。

烧伤　burn

烧伤是由于热力（火焰，灼热的气体、液体或固体）、电能、化学物质、放射线等作用于人体而引起的一种局部或全身急性损伤性疾病。

3　诊断

3.1　临床表现

3.1.1　烧伤面积的计算

3.1.1.1　手掌法

伤者自己手掌（五指并拢）占体表面积1%，适用于小面积烧伤计算。

3.1.1.2　中国九分法

将全身体表面积分为11个九等分，如头、面、颈部为9%，双上肢为2×9%＝18%，躯干前后包括外阴为3×9%＝27%，双下肢包括臀部为5×9%＋1%＝46%。

3.1.1.3　儿童烧伤计算法（%）

头颈面部：9＋（12＋年龄）

双下肢：41－（12－年龄）

3.1.2　烧伤深度的计算

常用三度四分法，即Ⅰ度、浅Ⅱ度、深Ⅱ度和Ⅲ度烧伤。

Ⅰ度损伤：表皮角质层，红肿热痛，表面干燥，2～3天脱屑痊愈，无瘢痕。

浅Ⅱ度损伤：达真皮浅层，剧痛，有水疱，基底部均匀红色，潮湿，肿胀。1～2周后愈合，有色素沉着，无瘢痕。

深Ⅱ度损伤：达真皮深层，痛轻，有水疱，基底苍白，间有红斑点，潮湿，3～4周后愈合，一般无瘢痕。

Ⅲ度损伤：达皮肤全层，甚者皮下、肌肉、骨骼。无痛，皮硬如革，焦黄或焦黑、干燥，2～4周脱痂，痊愈后有挛缩性瘢痕。

3.1.3　烧伤伤情判断

为了设计治疗方案，需要对烧伤的严重程度进行分类，一般分为四类：

轻度烧伤：Ⅱ度烧伤面积在10%（小儿在5%）以下。

中度烧伤：Ⅱ度烧伤面积在11%～30%（小儿6%～15%）；或Ⅲ度烧伤面积在10%（小儿5%）以下。

重度烧伤：烧伤总面积在31%～50%或Ⅲ度烧伤面积在11%～12%（小儿烧伤总面积在15%～25%或Ⅲ度烧伤面积在5%～10%）；Ⅱ、Ⅲ度烧伤面积虽达不到上述百分比，但已发生休克、严重呼吸道烧伤或合并其他严重创伤或化学中毒者。

特重烧伤：烧伤总面积在50%以上或Ⅲ度烧伤在20%以上（小儿烧伤总面积在25%以上或Ⅲ度烧伤面积在10%以上）。

3.2 实验室检查

重度烧伤早期，体液丢失，血液浓缩时，血常规检查红细胞计数、血红蛋白测量和红细胞压积明显升高；尿常规检查，尿比重增高。代谢性酸中毒时，二氧化碳结合力降低，非蛋白氮升高。

脓毒败血症时，白细胞总数在（10~25）×10^9/L之间，中性粒细胞在85%以上，可见中性核左移及中毒颗粒；血培养阳性有助于诊断；脓液细菌培养及药敏试验有助于确定致病菌种类和有针对性地选择抗生素。

4 辨证

4.1 火热伤津证

发热，口渴，便秘，尿少而黄，局部有大疱或大量滋水外溢，损伤阴血；伴唇红舌干无苔，或舌质干红，舌苔黄，脉洪数或细数。

4.2 阴伤阳脱证

气短而促，精神疲乏，嗜睡，语言含糊不清，四肢厥冷，汗出淋漓；舌质淡，舌苔少，脉虚大无力或细微欲绝。

4.3 阴伤胃败证

伤后2~3周，口干少津，口舌生疮糜烂，嗳气呃逆，食欲不振，或见腹胀便泻；舌光如镜，质暗红而干，脉细数。

5 治疗

5.1 治疗原则

中医治疗原则：内治以清热解毒，益气养阴为主；外治早期清热镇痛，后期祛腐生肌、化瘀消瘢。

西医治疗原则：预防和治疗休克、感染及并发症；用手术或非手术方法促进创面愈合和减轻瘢痕引起的功能障碍。

5.2 分证论治

5.2.1 火热伤津证

治法：清热解毒，益气养阴。

主方：金银花甘草汤（经验方）、黄连解毒汤（《外台秘要》）加减。

常用药：黄连、黄芩、黄柏、栀子、金银花、石斛、白茅根。

5.2.2 阴伤阳脱证

治法：回阳救逆，益气护阴。

主方：参附汤（《世医得效方》）合生脉散（《内外伤辨惑论》）加减。

常用药：人参、附子、麦冬、地黄、黄芪、白芍、甘草。

5.2.3 阴伤胃败证

治法：健脾益胃养阴。

主方：益胃汤（《温病条辨》）合参苓白术散（《和剂局方》）加减。

常用药：北沙参、白术、茯苓、陈皮、麦冬、地黄、石斛、冰糖。

5.3 中成药

云南白药保险子：适用于大面积烧伤急救。

安宫牛黄丸：适用于烧伤后感染性休克的辅助治疗。

5.4 外治法

清创术：清洁创面，预防感染。

湿润法：美宝湿润烧伤膏外涂，促进组织修复。

毒 蛇 咬 伤

1 范围

本《指南》规定了毒蛇咬伤的诊断、辨证、治疗。

本《指南》适用于毒蛇咬伤的诊断和治疗。

2 术语和定义

下列术语和定义适用于本《指南》。

毒蛇咬伤　snake bite

毒蛇咬伤是指人体被毒蛇咬伤后，其毒液由伤口进入体内而引起的一种急性全身中毒性疾病，包括神经毒（风毒）、血循毒（火毒）和混合毒（风火毒）。神经毒（风毒）者有银环蛇、金环蛇、海蛇；血循毒（火毒）者有蝰蛇、尖吻蝮蛇、淡竹叶青蛇和烙铁头蛇；混合毒（风火毒）者有眼镜蛇、眼睛王蛇和蝮蛇。

3 诊断

3.1 诊断要点

3.1.1 病史

咬伤的时间：询问患者被蛇咬伤的具体日期、时间、治疗经过，以估计蛇毒侵入人体的浅深程度。

咬伤的地点及蛇之形态：根据不同蛇类活动的地点，结合患者所诉蛇之形态，以判断蛇之所属。如能带蛇前来就诊，诊断依据则更为可靠。

咬伤的部位：注意咬伤部位，并与其他因皮炎、疖肿、外伤所致的皮损区别开来。一般患者神志清楚，问诊不难。如患者神志不清，或局部症状不明显，往往不易分辨伤口准确部位，以致局部处理不彻底。此外，还应了解局部伤口在自救互救过程中已进行的处理方法。

既往病史：应着重询问伤者是否有其他系统的慢性疾病史，特别应询问是否有肝炎、肾炎、高血压、心脏病等。若合并这类疾病，往往预后不好。

3.1.2 临床表现

3.1.2.1 局部症状

被毒蛇咬伤后，患部一般有较大而深的毒牙痕，这是判断何种蛇咬伤的重要依据。患部如被污染或经处理，则牙痕较难辨认。

神经毒（风毒）的毒蛇咬伤：局部不红不肿，无渗液，微痛，甚至麻木，常易被忽视而得不到及时处理，但其所导向的淋巴结可见肿大和触痛。

血循毒（火毒）的毒蛇咬伤：伤口剧痛、肿胀、起水疱，所属淋巴管、淋巴结发炎，有的伤口在短期内坏死而形成溃疡。

混合毒（风火毒）的毒蛇咬伤：伤口疼痛逐渐加重，伴有麻木感，周围皮肤迅速红肿，可扩展至整个肢体，常有水疱。严重者，伤口迅速变黑坏死，形成溃疡，有相应的淋巴结肿大和触痛。

3.1.2.2 全身症状

神经毒（风毒）的毒蛇咬伤：主要表现为神经系统的损害，多在咬伤后1~6小时出现。轻者有头晕，出汗，胸闷，四肢无力等；严重者，出现瞳孔散大，视物模糊，语言不清，流涎，牙关紧闭，吞咽困难，昏迷，呼吸减弱或停止，脉象迟弱或不整，血压下降，最后呼吸麻痹而死亡。

血循毒（火毒）的毒蛇咬伤：主要表现为血液系统的损害。有寒战发热，全身肌肉酸痛，皮下或内脏出血（尿血、血红蛋白尿、便血、衄血和吐血），继而出现贫血、黄疸等；严重者可出现休克、循环衰竭。

混合毒（风火毒）的毒蛇咬伤：主要表现为神经和血循环系统的损害。出现头晕头痛，寒战发热，四肢无力，恶心呕吐，全身肌肉酸痛，瞳孔缩小，肝大，黄疸，脉象迟或数；严重者可出现心功能衰竭及呼吸停止。

3.1.3 辅助检查

3.1.2.3 实验室检查

血常规：白细胞总数可呈反应性增高。早期无明显贫血现象，如被血循毒（火毒）蛇咬伤，伴全身出血者，可有贫血表现。或出血时间和凝血时间延长，血小板减少。

尿液分析：血循毒（火毒）蛇或混合毒（风火毒）蛇咬伤者，可见血尿、血红蛋白尿等。

血生化检查：血循毒（火毒）蛇咬伤者，血清丙氨酸氨基转移酶（ALT）、天门冬氨酸氨基转移酶（AST）、乳酸脱氢酶（LDH）及肌酸激酶（CK）可增高，心肌酶谱异常。如有急性肾功能衰竭者，尿素氮（血清 BUN）、肌酐（Cr）及 K^+ 异常升高。大部分风毒蛇咬伤均有不同程度的二氧化碳结合力（CO_2CP）指数下降。

血气分析：在出现呼吸功能障碍时，可表现为呼吸性酸中毒。如动脉血氧分压（PaO_2）＜8kPa、动脉二氧化碳分压（$PaCO_2$）＞6.67kPa 时，则提示有呼吸衰竭。

3.1.3.2 心电图

血循毒（火毒）蛇或混合毒（风火毒）蛇咬伤者，心电图可见心律失常、窦性心动过速、传导阻滞等改变，或有 T 波或 ST 段改变。

3.2 鉴别诊断

3.2.1 无毒蛇咬伤

一般来说，无毒蛇咬伤处仅有多数细小呈弧形排列的牙痕，局部仅有轻痛与肿胀，并为时短暂，且不扩大或加重。

3.2.2 蜈蚣咬伤

局部剧痛，炎症反应显著，可有组织坏死，与火毒蛇咬伤相似。但蜈蚣咬伤的牙痕横排呈楔状，无下颌牙痕，全身症状轻微或无。

3.2.3 三类毒蛇咬伤的鉴别

毒素种类	毒蛇种类	局部症状	全身症状
神经毒 （风毒）	银环蛇 金环蛇 海蛇	伤口微肿或不肿，微痛或麻木	头晕，乏力，出汗，眼睑下垂，吞咽困难，视物模糊，呼吸不利，甚至呼吸困难呈三凹征或呼吸停止
血循毒 （火毒）	尖吻蝮蛇 蝰蛇 烙铁头蛇 淡竹叶青	伤口剧痛，肿胀迅速，伴有血疱，短期内坏死，形成溃疡	发热恶寒，全身肌肉酸痛，皮下或内脏出血，贫血，黄疸，血尿；严重者，可出现休克，循环衰竭
混合毒 （风火毒）	眼镜蛇 眼镜王蛇 蝮蛇	伤口剧痛，肿胀迅速，伴水疱、血疱及瘀斑；严重者，伤口迅速变黑坏死，形成溃疡	头晕，头痛，呕吐，发热恶寒，四肢无力，全身肌肉酸痛，瞳孔缩小，肝大，黄疸；严重者，心功能衰竭及呼吸停止

4 辨证

4.1 风毒证

局部伤口无红、肿、痛，仅有皮肤麻木感；全身症状有头昏、眼花、嗜睡、气急；严重者呼吸困难，四肢麻痹，张口困难，眼睑下垂，神志模糊甚至昏迷；舌质红，舌苔薄白，脉弦数。

4.2 火毒证

局部肿痛严重，常有水疱、血疱或瘀斑，严重者出现局部组织坏死；全身症状可见恶寒发热，烦躁，咽干口渴，胸闷心悸，胁肋胀痛，大便干结，小便短赤或尿血；舌质红，舌苔黄，脉滑数。

4.3 风火毒证

局部红肿较重，一般多有创口剧痛，或有水疱、血疱、瘀斑、瘀点或伤处溃烂；全身症状有头晕头痛，眼花，寒战发热，胸闷心悸，恶心呕吐，大便秘结，小便短赤；严重者，烦躁抽搐，甚至神志昏愦；舌质红，舌苔白黄相兼，后期苔黄，脉弦数。

4.4 蛇毒内陷证

毒蛇咬伤后失治、误治，出现高热、躁狂不安、痉厥抽搐或神昏谵语；局部可由红肿突然变为紫暗或紫黑，肿势反而消减；舌质红绛，脉细数。

5 治疗

5.1 治疗原则

毒蛇蛟伤后应就地处理，辨清中毒类型，对症用药。以解毒排毒为要，同时运用祛风、开窍、止血、泄肝等方法配合治疗。

5.2 急救

5.2.1 早期结扎

早期结扎，并使患肢少动是阻止或减少蛇毒吸收的一种方法。

结扎部位：被毒蛇咬伤后，应立即用柔软的绳子或布带，在伤口上方超过一个关节结扎，如手指被咬扎指根、小腿被咬，扎膝关节上端。结扎松紧度以阻断淋巴、静脉回流，但不妨碍动脉血流为宜。

结扎时间：在被毒蛇咬伤后，结扎愈早愈好，但应每隔15～30分钟后放松1～2分钟，以免肢体循环障碍而坏死。

结扎是现场急救的临时措施，因此，在应用有效蛇药30分钟或注射抗蛇毒血清后，可撤去结扎。

5.2.2 扩创排毒

常规消毒后，沿牙痕纵行切开1.5cm，深达皮下，或作十字切口。如有毒牙遗留时应取出，同时以1:5000高锰酸钾溶液或双氧水反复多次冲洗，使伤口处蛇毒被破坏，促进局部排毒，以减轻中毒。但必须注意，凡尖吻蝮蛇、蝰蛇咬伤后，伤口流血不止，且有全身出血现象，此时不宜扩创，以免发生出血性休克。

5.2.3 烧灼、针灸、火罐排毒

在野外被毒蛇咬伤后，应立即用火柴头5～7个放在伤口上点燃烧灼1～2次，以破坏蛇毒。出现肿胀时，可对手指蹼间（八邪穴）或足蹼间（八风穴）的皮肤进行消毒，用三棱针或粗针头与皮肤平行刺入约1cm，迅速拔出后将患肢下垂，并由近心端向远端挤压以排除毒液；但被蝰蛇、尖吻蝮蛇咬伤时应慎用，以防出血不止。

在毒蛇咬伤早期（6小时内）可行隔蒜艾灸以破坏蛇毒。具体方法：将约0.3cm厚、直径4～5cm的独头蒜片用针扎数个孔，平置于创口或咬伤处，上置圆锥形艾柱，点燃灸之，每次灸3～5壮，每日灸3次，连续应用3天。民间常用拔火罐的方法吸除伤口内的血性分泌物，以达减轻局部肿胀和蛇毒的吸收作用。

5.2.4 封闭疗法

毒蛇咬伤后，应及早应用普鲁卡因溶液（行皮试，下同）加地塞米松做局部环封。其方法是在0.25%～0.5%普鲁卡因溶液中，加入地塞米松5mg或氢化可的松50～100mg，在伤口周围与患肢肿胀上方1寸处作深部皮下环封。如果血循毒中毒局部肿胀迅速，还可采用10%～15%二乙胺四乙酸二钠4ml加入0.25%普鲁卡因溶液80～100ml中，在肢体的肿胀上方1～2cm处环封，每日或隔日1次，以抑制蛇毒中蛋白水解酶的活性，防止或减轻局部组织坏死。

胰蛋白酶能直接破坏蛇毒，对多种毒蛇咬伤有效。其方法是将胰蛋白酶 2000 单位加入 0.5% 普鲁卡因 5～20ml 中，在牙痕中心及周围注射达肌肉层或结扎上端进行套式封闭。根据病情，12～24 小时后重复注射，个别患者发生过敏反应时，可用异丙嗪 25mg 肌肉注射。

5.2.5 局部用药

经排毒方法治疗后，可用 1：5000 呋喃西林溶液或高锰酸钾溶液湿敷伤口，保持湿润引流，以防创口闭合；同时可用鲜草药外敷。外敷草药可分为两大类：一类是引起发泡草药，如南星、鹅不食草等，可选 1～2 种草药捣烂，外敷伤处周围，以引发局部充血、发疱，借以拔毒外出，但对创口已溃烂者不宜使用。另一类是清热解毒的草药，如半边莲、马齿苋、七叶一枝花、八角莲、蒲公英、芙蓉叶等，适用于肿胀较重者，可选择 1～2 种草药捣烂后敷于伤口周围肿胀部位。敷药时不可封住伤口，以防阻碍毒液流出；并保持药料新鲜与湿润，以维持药效，避免局部感染。如寻找草药不方便时，还可用内服的蛇药片捣烂水调外涂。对已有水疱或血疱者，可先用消毒注射器吸出渗出液，或开小口引流，再以呋喃西林溶液或雷弗诺尔溶液湿敷。

5.3 分证论治

5.3.1 风毒证

治法：活血通络，祛风解毒。

主方：活血驱风解毒汤（经验方）加减。

常用药：当归、川芎、红花、威灵仙、白芷、防风、僵蚕、七叶一枝花、半边莲、紫花地丁、车前草、泽泻、木通、大黄、厚朴、独活、羌活、菊花、蜈蚣、蝉蜕、全蝎。

5.3.2 火毒证

治法：泻火解毒，凉血活血。

主方：龙胆泻肝汤（《医方集解》）合五味消毒饮（《医宗金鉴》）加减。

常用药：龙胆、栀子、黄芩、黄柏、地黄、赤芍、牡丹皮、金银花、紫花地丁、蒲公英、七叶一枝花、石膏、知母、大黄、白茅根、茜草、车前草、泽泻、水牛角、羚羊角、钩藤、赤小豆、冬瓜皮、泽泻。

5.3.3 风火毒证

治法：清热解毒，凉血息风。

主方：黄连解毒汤（《外台秘要》）合五虎追风散（《晋南史全恩家传方》）加减。

常用药：黄连、黄芩、栀子、黄柏、蝉蜕、僵蚕、全蝎、防风、地黄、牡丹皮、半边莲、七叶一枝花、玄参、山豆根、射干、羚羊角、钩藤、珍珠母、菊花。

5.3.4 蛇毒内陷证

治法：清营凉血解毒。

主方：清营汤（《温病条辨》）加减。

常用药：水牛角、地黄、牡丹皮、赤芍、玄参、淡竹叶、金银花、连翘、麦冬、半边莲、七叶一枝花、紫花地丁。

5.4 中成药

季德胜蛇药片：适用于毒蛇、毒虫咬伤。

5.5 综合疗法

5.5.1 抗蛇毒血清治疗

抗蛇毒血清又名蛇毒抗毒素，有单价和多价两种。抗蛇毒血清特异性较高，效果确切，应用越早，疗效越好。但对脑、心、肾等实质性器官已发生器质性改变者，则难以奏效。使用剂量的多少应根据该血清的效价和该种毒蛇排毒量来决定，一般应大于中和排毒量所需要的剂量。如使用抗蝮蛇毒血清，一般注射 1 安瓿（10ml）即可，视病情也可酌情增加。儿童用量与成人相等，不能减少。但都必须先做过敏试验，抽抗蛇毒血清 0.1ml，用等渗盐水 1.9ml 稀释，皮内注射 0.1ml，15 分钟后，无红晕蜘蛛足者为阴性。若为阳性者，按脱敏法处理。

5.5.2　肾上腺皮质激素的应用

对严重蛇伤患者，应加大肾上腺皮质激素用量，氢化可的松每日 200～500mg，或地塞米松每日 10～20mg。对中毒程度较重患者，即使全身中毒症状表现不明显，亦应早期大剂量使用，在一定程度上可阻止病情发展。

5.5.3　抗生素的应用

预防或治疗蛇伤伤口的细菌感染时，应配合使用抗生素。

5.5.4　利尿剂的应用

少尿患者，配合使用利尿剂。

5.5.5　破伤风抗毒素

由于蛇伤可并发破伤风杆菌感染，故可给予破伤风抗毒素 1500 单位（先皮试）肌肉注射。

5.5.6　中和酸中毒

用 5% 碳酸氢钠，按每千克体重 3～5ml 计算，分次静脉注射，使尿液酸碱度呈中性或偏碱性，持续应用 2～3 天。

肠　痛

1　范围

本《指南》规定了肠痛的诊断、辨证、治疗。

本《指南》适用于肠痛的诊断和治疗。

2　术语和定义

下列术语和定义适用于本《指南》。

肠痛　intestinal abscess

肠痛是指发生于肠道的痈肿，以发热、右少腹疼痛拘急或触及包块为主要表现。相当于西医的"急性阑尾炎"。

3　诊断

3.1　诊断要点

3.1.1　临床表现

70%～80%的患者有转移性腹痛，腹痛始于胃脘或脐周，经过数小时后，转移至右下腹，痛处固定并阵发性加重，拒按，腹肌挛急；绝大多数患者的压痛部位在右下腹（脐与右髂前上棘连线的中、外1/3交界处）附近，亦有少数患者的腹痛初起即在右下腹，伴发热、恶心、呕吐、腹胀、腹泻、纳差等。严重者，可触及右下腹包块，或出现严重和广泛的腹痛，并伴有发热等全身性中毒表现。

3.1.2　辅助检查

3.1.2.1　实验室检查

大多数患者的白细胞计数和中性粒细胞比例增高，白细胞计数可升高到（10～20）×10⁹/L，可发生核左移。部分急性单纯性阑尾炎或老年患者的白细胞无明显升高。尿检一般无阳性发现。

3.1.2.2　影像学检查

X线检查：腹部平片可见盲结肠等肠管扩张，偶然可见钙化的粪石和异形物影。

超声检查：右下腹B超检查有时可发现肿大的阑尾或脓肿。

CT检查：下腹部CT检查可有助于阑尾周围脓肿的判断。

3.2　鉴别诊断

3.2.1　右侧肾绞痛

多为右侧输尿管结石所致，为突发性绞痛，可放射至会阴部或大腿内侧，腹痛虽剧烈但体征不明显，有右肾区叩痛、尿频、尿痛或肉眼血尿等症状。

3.2.2　急性肠系膜淋巴结炎

多见于儿童，常与上呼吸道感染并发，病起即有高热，腹痛初期位于右下腹，压痛相对较轻、范围较广、部位较阑尾炎为高且近内侧；如系多个肠系膜淋巴结炎时，其压痛部位与肠系膜根部方向符合；腹膜炎体征不明显。压痛部位可随患者体位的不同而改变是本病的一个显著特点。

3.2.3　妇产科疾病

如急性盆腔炎、宫外孕破裂、卵巢囊肿蒂扭转、卵巢滤泡或黄体破裂出血等多发病急，起病即出现下腹部疼痛，严重者可伴有休克症状。妇科检查有相关阳性体征，妇科B超可进一步确诊。

3.2.4　Meckel憩室炎

Meckel憩室是卵黄肠管部分未闭而遗留下的末段回肠指状突出物，属先天性畸形。起病时即感右下腹痛，腹痛位置多在脐部较近腹中线，可伴小肠梗阻症状。若因本病导致小肠梗阻者，其病程进展快，易出现穿孔而导致弥漫性腹膜炎。

4 辨证

4.1 气滞血瘀证

腹痛绕脐，尚未固定，腹壁柔软；继则痛点固定在右下腹，有轻度反跳痛；可伴腹胀，恶心欲吐，不发热或低热；舌质红或暗红，舌苔白，脉弦紧。

4.2 瘀滞化热证

右下腹痛，腹皮挛急，右下腹有明显压痛及肌紧张；伴发热，口干，尿赤，便秘；舌质红，舌苔黄或黄腻，脉弦滑数。

4.3 热毒炽盛证

腹痛剧烈，可遍及全腹，全腹压痛、反跳痛，腹皮挛急，或有界限不清之包块；伴高热，烦渴欲饮，面红目赤，唇干口臭，便秘溲赤；舌质红绛而干，舌苔黄厚干燥或黄厚腻，脉弦滑数或洪大而数。

4.4 热毒伤阴证

痛处弥漫，全腹挛急，腹胀；午后潮热，自汗热退，口干引饮，恶心呕吐；舌质红绛而干，舌苔黄而干，脉细数。

5 治疗

5.1 治疗原则

中医治疗原则：以通里攻下，清热解毒为主；辅以行气活血，祛瘀凉血等法。

西医治疗原则：广谱抗感染，早期手术治疗。

5.2 分证论治

5.2.1 气滞血瘀证

治法：行气活血，通腑泻热。

主方：大黄牡丹汤（《金匮要略》）。

常用药：大黄、牡丹皮、芒硝、桃仁、冬瓜仁、红藤、金银花、连翘、延胡索、炙甘草。

5.2.2 瘀滞化热证

治法：通腑泄热，活血祛瘀。

主方：大黄牡丹汤（《金匮要略》）合活血散瘀汤（《医宗金鉴》）加减。

常用药：大黄、牡丹皮、芒硝、桃仁、冬瓜仁、川芎、当归、赤芍、枳壳、瓜蒌、丹参。

5.2.3 热毒炽盛证

治法：通里攻下，清热解毒。

主方：大承气汤（《伤寒论》）合锦红汤（经验方）加减。

常用药：大黄、芒硝、厚朴、枳实、红藤、蒲公英、败酱草、牡丹皮、冬瓜仁、川楝子、金银花。

5.2.4 热毒伤阴证

治法：通腑排脓，养阴清热。

主方：大黄牡丹汤（《金匮要略》）合益胃汤（《温病条辨》）加减。

常用药：大黄、牡丹皮、芒硝、桃仁、冬瓜仁、石膏、知母、粳米、地黄、玄参、天花粉、皂角刺、北沙参、麦冬、玉竹。

5.3 中成药

清开灵注射液：适用于热毒炽盛，或伴有血瘀证。

阑尾消炎片：适用于瘀热重证。

清热消炎宁胶囊：适用于热盛腹痛证。

5.4 外治法

常用大蒜芒硝、双柏散、如意金黄散等外敷，配合神灯局部照射。亦常使用大承气汤、复方毛冬青液保留灌肠。若对外用药过敏者应忌用。

5.5 针灸疗法

体针：主穴取阑尾穴、上巨虚、足三里、血海、合谷。热高痛甚加曲池、内庭；恶心呕吐加内关、中脘；剧痛加天枢。手法用泻法。每次留针30分钟，每日2~4次，或强刺激2~3分钟，不留针。

耳针：以阑尾、交感、神门、大肠为主穴，选取2~3个反应明显穴位，给予强刺激，留针30分钟，每日2次。